中国重度哮喘用药
可及性可负担性研究蓝皮书

（2024）

主　编　万　泉　陈荣昌

副主编　金春林　梅　丹　陈如冲　柴培培

编　委（以姓氏汉语拼音为序）

柴培培　陈荣昌　陈如冲　董　亮

贺小宁　黄克武　金春林　赖克方

李　雯　李顺平　梅　丹　苏　楠

万　泉　王　刚　谢　敏　张　旻

张田甜

人民卫生出版社
·北京·

图书在版编目（CIP）数据

中国重度哮喘用药可及性可负担性研究蓝皮书. 2024 /
万泉，陈荣昌主编. -- 北京 ： 人民卫生出版社，2025. 4.
ISBN 978-7-117-37812-3

Ⅰ. R562. 205

中国国家版本馆 CIP 数据核字第 2025ZB8594 号

| 人卫智网 | www.ipmph.com | 医学教育、学术、考试、健康，购书智慧智能综合服务平台 |
| 人卫官网 | www.pmph.com | 人卫官方资讯发布平台 |

中国重度哮喘用药可及性可负担性研究蓝皮书（2024）
Zhongguo Zhongdu Xiaochuan Yongyao Kejixing
Kefudanxing Yanjiu Lanpishu（2024）

主　　编：万　泉　陈荣昌
出版发行：人民卫生出版社（中继线 010-59780011）
地　　址：北京市朝阳区潘家园南里 19 号
邮　　编：100021
E - mail：pmph @ pmph.com
购书热线：010-59787592　010-59787584　010-65264830
印　　刷：廊坊一二〇六印刷厂
经　　销：新华书店
开　　本：710×1000　1/16　　印张：6
字　　数：75 千字
版　　次：2025 年 4 月第 1 版
印　　次：2025 年 5 月第 1 次印刷
标准书号：ISBN 978-7-117-37812-3
定　　价：42.00 元

打击盗版举报电话：010-59787491　E-mail：WQ @ pmph.com
质量问题联系电话：010-59787234　E-mail：zhiliang @ pmph.com
数字融合服务电话：4001118166　E-mail：zengzhi @ pmph.com

前　言

在全球慢性呼吸系统疾病负担持续加重的背景下,重度哮喘因其高致残率、高致死率以及复杂的社会心理交互影响,已成为威胁人类健康的重要公共卫生挑战。作为难治性哮喘的"最后防线",重度哮喘患者即使接受全球最佳治疗方案,仍面临症状失控的困境。这种失控不仅意味着患者生活质量的崩塌——频繁的急性发作、住院治疗和身心功能损害,更映射出医疗资源分配、药物可及性及社会保障体系中的深层矛盾。

世界卫生组织(World Health Organization,WHO)早在《2030年可持续发展议程》中明确将哮喘防控列为非传染性疾病管理的核心目标,我国《"健康中国 2030"规划纲要》亦将慢性呼吸系统疾病防治提升至国家战略高度。我国重度哮喘患者年急性发作率远超欧美国家。这一差距不仅暴露了疾病管理能力的不足,更折射出创新药物可及性滞后、患者经济毒性加剧、基层诊疗规范化水平薄弱等系统性难题。

当前,哮喘表型研究的突破为个体化靶向治疗提供了科学依据,生物制剂等创新疗法已使部分患者实现"临床治愈"。但现实是,我国仅有不足 10% 的重度哮喘患者能够持续获得此类治疗,高昂的费用、医保覆盖局限及地域资源失衡构成三重壁垒。与此同时,疾病导致的直接医疗成本与间接社会成本(如生产力损失、家庭照护负担)形成"冰山效应",加剧了健康不公平。

本书以"健康为中心""共建共享"为核心理念,首次从多维度解构我国重度哮喘的疾病与经济负担。通过整合疾病负担数据、卫生费用数据以及已有文献等,系统分析了重度哮喘疾病负担、药物可及性、经济负担、政策杠杆空间等核心问题。研究发现,重度哮喘的防控瓶颈并非单纯的技术问题,而是涉及卫生筹资、药品供应、医防协同及社会支持网络的复杂系统工程。

本书的出版,旨在为政策制定者提供循证决策框架,为医疗机构优化资源配置提供量化工具,并为患者权益倡导组织凝聚社会共识提供科学依据。我们期待,通过揭示"疾病-经济-政策"的交互网络,推动建立以价值医疗为导向的重度哮喘全程管理生态——让每一名患者不必在生存质量与经济破产之间被迫抉择,让每一次呼吸回归生命应有的尊严。

本书编委会

2025 年 2 月

目　录

1

第一部分

《中国重度哮喘用药可及性可负担性
研究蓝皮书（2024）》制定方法及流程

一、检索的相关内容

(一) 检索时间

2010 年 1 月—2025 年 2 月发表的中英文文献。此外,对于纳入的文献进一步追溯参考文献进行补充。

(二) 检索策略

中、英文检索词包括:重度哮喘、难治性哮喘检索词和主题相关检索词的组合。

英文检索词包括:Severe Asthma、Difficult-to-treat Asthma 等,中文检索词包括重度哮喘、难治性哮喘等。

英文主题相关检索词包括:prevalence、incidence、mortality、disease burden、economic burden、impact factor、risk factor、age、gender、education、socioeconomic、genetic、lifestyle、smoke、alcohol drink、physical activity、social activity、cognitive activity、diagnostic、treatment、drug、digital、nursing、prevention and control、management、care、policy、resource 等。

中文主题相关检索词包括:患病、发病、死亡、疾病负担、经济负担、影响因素、危险因素、年龄、性别、教育、社会经济水平、遗传因素、生活方式、吸烟、饮酒、身体活动、社交活动、认知活动、筛查、诊断、治疗、药物、护理、防治、管理、照料、政策、资源配置等。

纳入的文献类型:原始研究、临床实践指南、专家共识、综述和荟萃分析等。

检索数据库:PubMed、中国知网、万方医学。

流行病学数据主要来源:本书中重度哮喘患病率、发病率、死亡率、疾病负担数据主要在哮喘疾病负担基础上测算得到。哮喘疾病负担来源于全球疾病负担研究(global burden of disease,GBD),该研究利用多方可靠的数据来源,采用统一、可比的方法,全面分析了1990—2021年全球多个国家的疾病负担。具体数据源可在全球疾病负担网站中查询(https://vizhub.healthdata.org/gbd-results/)。

二、撰 写 过 程

《中国重度哮喘用药可及性可负担性研究蓝皮书(2024)》由专家组负责大纲拟定,本书执笔团队负责总结分析现有相关研究证据、行业报告及相关政策文件,进行初稿撰写。形成初稿后,提交专家组成员审阅,并召开专家组研讨会,就本书整体框架、撰写关键点等方面进行了讨论,并形成汇总意见,随后本书执笔团队根据指导专家组成员及资深专家评阅意见进行反复修订,直至所有专家对本书主要内容无异议,最终定稿。

三、利 益 声 明

所有参与撰写及讨论的人员声明,未接受任何利益相关公司的赞助或股份,与制药公司无利益冲突。

2

第二部分

流行病学与疾病负担

一、定　　义

（一）患病率

患病率（prevalence）又称现患率，是指某特定时间内总人口中某病新旧病例之和所占的比例，用来描述某疾病的流行情况。

（二）死亡率

死亡率（mortality）是指某人群在一定期间内的总死亡人数与该人群同期平均人口数之比。

（三）伤残调整生命年

伤残调整生命年（disability-adjusted life years，DALYs）是指从发病到死亡所损失的全部健康寿命年，包括因早死所致的寿命损失年（years of life lost，YLLs）和疾病所致伤残引起的健康寿命损失年（years lived with disability，YLDs）两部分，该指标用来描述疾病负担。

（四）重度哮喘

根据《重度哮喘诊断与处理中国专家共识（2024）》定义，重度哮喘是指在排除患者依从性及药物吸入技术因素外，规律联合吸入高剂量糖皮质激素和长效 β_2 受体激动剂治疗 3 个月或以上，并在充分管理影响哮喘控制各种因素后，不能达到哮喘控制的患者，或上述治疗降级后失去控制的患者[1]。

二、患 病 率

根据 2012—2015 年全国流调结果,中国 20 岁及以上成人哮喘患病率在 4.2%,全国约有 4 570 万哮喘患者[2]。重度哮喘的患病率在成人和儿童中均无确切的流行病学资料。在中国,有研究显示,哮喘患者中重度哮喘患者的比例为 3.4%~8.3%,人数可达 204 万~498 万[3]。从分布看,不同年龄人群重度哮喘占比差异较大。2015 年一项随访研究显示,全国 60 岁以上人群占重度哮喘比为 31.6%,46~69 岁人群占比最高,为 34.5%[4]。此外,地区之间也有差异,东部地区重度哮喘占比较高,其次为中部地区。

根据全球疾病负担数据公布的中国儿童哮喘患病率、中国肺部健康调查数据中成人哮喘患病率,结合第七次人口普查数据,可推算出 2020 年我国哮喘患病总人数为 5 869.23 万人。如考虑不典型喘息、咳嗽变异性哮喘,我国哮喘人数将会更多。调查数据显示,6~11 岁人群儿童哮喘患者中重度哮喘占比为 4.2%[4],>14 岁人群哮喘患者中重度哮喘患者占比为 7.1%[5],结合 2020 年我国哮喘患病总人数进行推算,2020 年我国重度哮喘患病人数 377.67 万人,其中男性 206.59 万人,占比为 54.70%,女性 171.08 万人,占比为 45.30%(表 2-1)。

表 2-1　2020 年我国重度哮喘各年龄组患病人数

单位:万人

年龄组	男性	女性	合计
<5 岁	6.84	4.83	11.67
5~9 岁	10.22	6.59	16.81
10~14 岁	6.44	4.23	10.66
15~19 岁	3.41	2.45	5.86

续表

年龄组	男性	女性	合计
20~29 岁	9.90	11.24	21.14
30~39 岁	15.31	14.95	30.25
40~49 岁	36.91	14.33	51.25
50~59 岁	42.31	45.91	88.21
60~69 岁	44.85	39.76	84.61
≥70 岁	30.40	26.80	57.20
合计	206.59	171.08	377.67

三、死 亡 率

根据全球疾病负担数据,2020 年我国哮喘死亡人数 25 933 人,占总死亡的 0.22%,死亡率为 1.83/10 万。过去 30 年,我国哮喘死亡人数和死亡率均呈逐步下降态势。目前,有关我国重度哮喘死亡率的研究较少,且样本较少。2013—2014 年的一项回顾性调查研究显示,哮喘死亡中重度哮喘占比为 50%[6],据此推算 2020 年我国重度哮喘总死亡人数 12 967 人,其中 60 岁及以上老年人占比为 88%,各年龄组死亡人数见图 2-1。

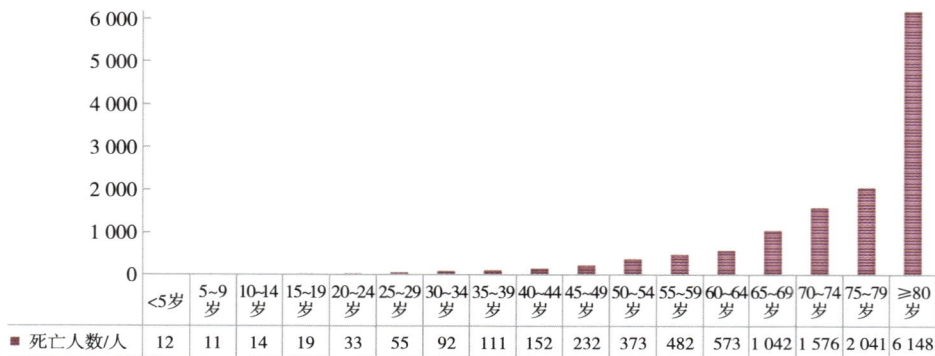

	<5岁	5~9岁	10~14岁	15~19岁	20~24岁	25~29岁	30~34岁	35~39岁	40~44岁	45~49岁	50~54岁	55~59岁	60~64岁	65~69岁	70~74岁	75~79岁	≥80岁
死亡人数/人	12	11	14	19	33	55	92	111	152	232	373	482	573	1 042	1 576	2 041	6 148

图 2-1   2020 年重度哮喘各年龄段死亡人数

四、疾 病 负 担

根据全球疾病负担数据,我国哮喘 DALYs 率呈逐年下降趋势。2020 年,我国哮喘 DALYs 为 145.5 万人年,占总 DALYs 的 0.36%,DALYs 率为 102.51 人年/10 万人。从 DALYs 构成看,其中 YLDs 为 97.5 万人年,占比为 67.0%,YLLs 为 48 万人年,占比为 33.0%;男性 DALYs 率为 114.32 人年/10 万人,女性为 90.12 人年/10 万人。预测数据显示,未来我国哮喘 DALYs 率将延续下降趋势。

按照哮喘死亡数中重度哮喘占比为 50%[7],可推算出我国重度哮喘 YLLs 为 24 万人年。重度哮喘住院率是轻中度哮喘的 20 倍,以此作为不同症型带病状态的伤残权重,可推算出我国 2020 年重度哮喘 YLDs 为 45 万人年。综上,2020 年我国重度哮喘 DALYs 总数为 69 万人年(图 2-2)。

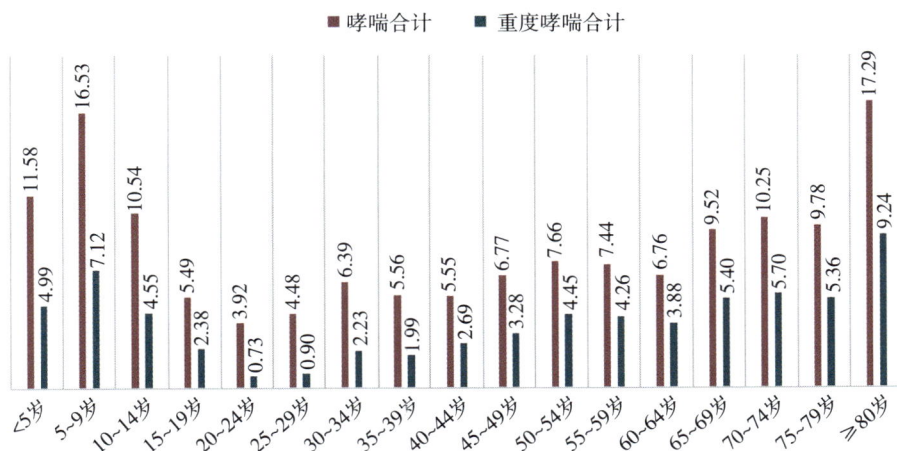

图 2-2　2020 年哮喘及重度哮喘各年龄段 DALYs

五、小　结

　　我国重度哮喘疾病负担显著,成为复杂且日益严重的公共卫生问题,需多方合作以改善患者的健康状况和生活质量。

参 考 文 献

[1] 中国医药教育协会慢性气道疾病专业委员会,中国哮喘联盟. 重度哮喘诊断与处理中国专家共识(2024)[J]. 中华医学杂志,2024,104(20):1759-1789.

[2] HUANG K,YANG T,XU J,et al. Prevalence,risk factors,and management of asthma in China:a national cross-sectional study[J].The Lancet,2019,394:10196.

[3] ZHANG Q,FU X,WANG C,et al. Severe eosinophilic asthma in Chinese C-BIOPRED asthma cohort[J]. Clin Transl Med,2022,12(2):e710.

[4] YANG X,ZHANG T,YANG X,et al. Medical resource utilization and the associated costs of asthma in China:a 1-year retrospective study[J]. BMC pulmonary medicine,2023,23(1):463.

[5] 王文雅,林江涛,周新,等. 我国>14岁重症哮喘患者的临床特征和患病危险因素[J]. 中华医学杂志,2020,100(14):1106-1111.

[6] TANG K,HUANG J,XIE S,et al. Temporal trend in burden of asthma in China,South Korea,and Japan,1990-2019:results from the Global Burden of Disease Study 2019[J]. J Thorac Dis,2023,15(5):2559-2570.

[7] 林江涛,邢斌,唐华平,等. 我国城区支气管哮喘急性发作住院患者死亡及危险因素情况调查分析[J]. 中华医学杂志,2018,98(34):2760-2763.

3

第三部分

影响因素及功能障碍

重度哮喘的发病与发作和死亡风险与多种因素有关,这些影响因素主要包括社会人口学特征、生活方式、疾病或功能障碍状态、环境因素、遗传因素五大类别。

一、社会人口学特征

(一) 性别

多项研究提示哮喘患病率与性别密切相关,其性别差异始于儿童早期[1]。在青春期之前的儿童时期,主要受遗传基因的影响,男孩哮喘患病率明显高于女孩[2]。在青春期,哮喘发生了"性别转换",女性的哮喘患病率逐渐反超男性,主要与性激素参与调解免疫反应后,带来免疫疾病因性别差异而出现不同发病风险有关[3,4]。女性哮喘患病率高于成年男性的情况一直持续到女性绝经前后,至绝经期时女性哮喘患病率有所下降[5]。在育龄期,1/3 女性哮喘患者可能因妊娠而加重,病情加重可发生于妊娠期间的任何时间,多集中在孕中晚期[6]。妊娠年龄大、肥胖、抽烟、经产妇、焦虑抑郁、中重度哮喘会增加妊娠期哮喘急性发作的风险。

(二) 社会经济状态

压力会导致哮喘发作或恶化。与工作无压力或压力较小的受试者相比,工作压力很大或极大的受试者的哮喘发生概率将增加 2 倍,成人哮喘急性发作的概率增加 50%[7]。一项基于多中心医院对吉林省重度哮喘患者的横断面调查研究表明,低收入、受教育程度低、医疗保险报销率低也是重度哮喘恶化的危险因素,同样也是定期使用哮喘药物的主要障碍[8]。

二、生 活 方 式

吸烟

吸烟是成人哮喘发病的危险因素[9]，评估暴露于环境烟草烟雾以及烟草使用与当前成人哮喘严重程度之间的关系的研究，发现与不吸烟者相比，接触烟草烟雾的哮喘发生率显著升高（约高出 109%）[10]，吸烟也是重度哮喘患病的重要危险因素（OR=2.740，95%CI=1.053–7.130，P<0.05）[11]。另外，母亲孕期吸烟、儿童吸烟均可增加哮喘发病率。近来有研究发现父亲在儿童时期长时间暴露于"二手烟"环境下，其子代患哮喘的风险增加[12]。吸烟不仅是哮喘发病的危险因素，也是轻度哮喘进展成重度哮喘的重要危害因素，吸烟改变炎症进程，使哮喘难以控制。吸烟还会使哮喘患者对糖皮质激素治疗产生抵抗，以及影响茶碱类药物的代谢，导致茶碱类药物作用时间显著缩短。因此，戒烟可以帮助哮喘患者控制症状，减少急性发作，减少重度哮喘急性发作有显著帮助作用[13]。

三、疾病或功能障碍

影响哮喘发生或控制的共患疾病或功能障碍很多，主要包括呼吸道感染、鼻炎等鼻部疾病、焦虑等情绪障碍、肥胖、阻塞性睡眠呼吸暂停、胃食管反流病及支气管扩张症等[14]。

（一）呼吸道感染

呼吸道病毒及细菌感染与哮喘发病和加重有关[15]，我国流行病学调查资料显示，哮喘急性发作以急性上呼吸道感染为诱因的比例最高,达 42.3%,其中包括重度及危重度哮喘急性发作[16]。呼吸道合胞病毒(respiratory syncytial virus,RSV)感染是婴幼儿哮喘急性发作的重要危险因素,预防 RSV 感染可有效降低婴幼儿哮喘发病风险,RSV 感染越重,罹患哮喘的风险越大[18]。研究发现,幼年呼吸道感染尤其下呼吸道感染会增加学龄期儿童哮喘风险[17]。鼻病毒感染与学龄前儿童的哮喘发作相关[19]。

(二) 鼻部疾病

1. 过敏性鼻炎

过敏性鼻炎是哮喘的常见合并症,过敏性鼻炎控制不佳会加重下气道炎症,进而导致哮喘疾病加重。多项研究表明,合并过敏性鼻炎是重度哮喘患病的危险因素[20-22]。哮喘控制不佳患者,务必重视并排除是否上气道疾病如过敏性鼻炎或鼻窦炎控制不良。

2. 慢性鼻窦炎

慢性鼻窦炎与重度哮喘相关,尤其是慢性鼻窦炎伴鼻息肉患者[23],无论是否伴鼻息肉,都会对患者的生活质量产生重大影响[24,25]。慢性鼻窦炎可导致慢性咳嗽,治疗主要针对鼻窦炎症状,而不是改善哮喘控制[26]。

(三) 情绪障碍

大量研究表明,情绪障碍可引发哮喘发作,而反复的哮喘发作又可导致患者情绪障碍,两者可相互影响,从而形成一种恶性循环。哮喘合并情绪障碍以焦虑和抑郁多见,而合并焦虑/抑郁的哮喘患者总伴随哮喘控制不佳和低生命质量[27-29]。

(四) 胃食管反流

胃食管反流是哮喘的常见合并症,且可能是哮喘的诱因[30,31]。

胃食管反流通过激活迷走神经反射、神经感觉相互作用、增强支气管反应性和/或微吸入来影响哮喘[32,33]。流行病学研究表明,这种关系是双向的[34]。

(五) 肥胖

肥胖是哮喘发病的一个独立危险因素,肥胖和哮喘间的相互关系源于生物、生理和环境因素间的复杂相互作用。肥胖患者的哮喘往往更严重、更频繁,且难以控制[35]。在我国,肥胖同样是儿童和成人哮喘的重要风险因素。国内研究显示,成人体重指数(body mass index,BMI)与哮喘具有显著的因果关联,BMI每增加1个标准差,哮喘发病风险约增加1.26倍[36]。与正常体重儿童相比,肥胖的男童及女童哮喘发病率的风险更高,OR值分别为4.74(95%CI=2.23–10.09)、4.09(95%CI=1.4–11.93)[37]。

(六) 阻塞性睡眠呼吸暂停低通气综合征

阻塞性睡眠呼吸暂停低通气综合征(obstructive sleep apnea hypopnea syndrome,OSAHS)是哮喘发生的危险因素之一,两者间具有复杂的交互作用,随着阻塞性睡眠呼吸暂停低通气综合征病情加重,哮喘发病风险增高[38]。未确诊或治疗不当的OSAHS会对哮喘控制产生不利影响,部分是通过间歇性低氧对气道炎症和组织重塑的影响[39]。

(七) 慢性阻塞性肺疾病

重度哮喘在疾病进程中可出现气道重塑和固定气流受限,可发展为慢性阻塞性肺疾病(chronic obstructive pulmonary disease,COPD)。存在哮喘-慢性阻塞性肺疾病重叠,含有吸入性糖皮质激素(inhaled corticosteroid,ICS)的药物可减少重度急性发作和病死率,另

外还需要加用长效 β_2 受体激动剂（long-acting beta 2-agonist，LABA）和/或长效抗胆碱能药（long-acting muscarinic antagonists，LAMA）[40]。

（八）支气管扩张症

尽管发病机制及其生理病理相关性仍不甚清楚，但支气管扩张在哮喘患者中比正常人更为普遍，且与哮喘的严重程度具有相关性[41]。有研究发现，近 20% 的住院哮喘患者合并支气管扩张症，且病情较重，住院时间更长，医疗花费更高[42]。哮喘和支气管扩张症均具有异质性的临床表现和临床结果，临床表现如咳嗽、咳痰、呼吸困难、气道阻塞模式和喘息可能相似[43]。

（九）其他状况

母亲分娩异常如胎位不正、胎先露，以及母亲年龄过小、早产、晚产、低出生体重、高出生体重等都是哮喘患病的高危因素[44-48]。

四、环 境 因 素

（一）吸入性过敏原

哮喘相关常见的吸入过敏原大致分为室内过敏原和室外过敏原两类。常见室内过敏原主要包括尘螨、猫毛、狗毛、蟑螂、霉菌等，由室内过敏原引发的过敏反应通常一年四季都有症状。常见室外过敏原主要包括夏秋季杂草花粉（例如：艾蒿、牧草、豚草等）以及春季树木花粉（例如：榆树、桦树、柳树等）[49]。尘螨是最常见的过敏原，螨致敏率从北向南升高，且华南沿海地区个体对屋尘螨敏感率最高[50]。真菌过敏原常见为青霉、曲霉、交链孢霉等。儿童生命早期霉菌暴露可增加儿童哮喘的风险[51]。

（二）食物过敏原

哮喘与食物过敏之间的联系已经得到了充分研究[52]。常见的食物过敏原包括鸡蛋、牛奶、花生、坚果、大豆、小麦、甲壳类动物和鱼类[53,54]。婴儿常见的过敏原是牛奶和鸡蛋，儿童过敏原主要是花生和坚果，成人则是鱼和贝类[55]。对花生、坚果和海鲜的过敏通常是终身的[56]。

（三）其他过敏原

环境中的化学物质，如化妆品、染发剂、油漆、燃料、金属等小分子物质，可以通过接触导致过敏反应。众多流行病学研究和综述表明，在住宅和商业环境中使用清洁产品、杀虫剂等能增加哮喘风险[57,58]。引发哮喘的化学物质包括二异氰酸酯、六价铬和对苯二胺[57]。

（四）药物

常见的致敏药物有非甾体抗炎药（nonsteroidal anti-inflammatory drug，NSAID）、麻醉药、抗心律失常药等。其中，常见非甾体抗炎药包括阿司匹林、布洛芬、洛索洛芬、萘普生等药物[14]。哮喘患者服用阿司匹林可能出现阿司匹林加重性呼吸系统疾病[59]，其他非甾体抗炎药也有相同表现，称非甾体抗炎药加重的呼吸系统疾病[60]。短期服用阿司匹林、布洛芬和双氯芬酸可带来哮喘儿童的哮喘恶化[60]，对非甾体抗炎药敏感的儿童，建议避免使用这些药物，需要寻找替代疗法以控制疼痛和炎症。

β受体阻滞剂：非选择性β受体阻滞剂（如普萘洛尔），可竞争性阻断β_1和β_2受体，使支气管平滑肌收缩，诱发甚至加重哮喘发作。选择性β_1受体阻滞剂（如比索洛尔、美托洛尔）特异性阻断β_1受体，对β_2受体的影响相对较小，对哮喘患者相对安全，但随剂量加大，其选择性会降低[61]。

血管紧张素转化酶抑制剂：血管紧张素转化酶抑制剂可提高支气管黏膜敏感性，用药后可引起干咳，研究发现血管紧张素转化酶抑制剂诱导的咳嗽患者哮喘的发生率明显升高[62]。血管紧张素转化酶抑制剂诱发的支气管收缩或哮喘恶化并不普遍存在于每一位哮喘患者，应进一步探讨个体易感性[63]。

其他药物：如含碘对比剂、抗菌药物、酶类、生物及血清制剂、静脉注射中药制剂等可引起支气管痉挛和呼吸困难[14]。

（五）职业性暴露

我国职业性哮喘患者以喷漆工、塑料加工及化工操作为主要发病工种，动植物蛋白类、无机化合物及有机化合物类为主要致喘物。超过 25% 的成人哮喘发作与工作环境有关[64]。成人哮喘发病率增高可由更多地接触工业生产、家庭和服务的化学品带来[65]。调查数据显示，我国职业暴露于工业或职业性有毒气体，哮喘发生风险更高，是非暴露人群的 4 倍多[66]。职业暴露使工作环境相关哮喘难以控制，避免职业暴露至关重要[67]。

（六）空气污染

空气污染物，如一氧化碳、氮氧化物、碳氢化合物、硫氧化物和颗粒物等，可能会引起气道上皮损伤，进而导致炎症和重塑，这在遗传易感个体中能导致哮喘。与交通相关的空气污染、二氧化氮以及二手烟暴露是儿童哮喘发展的重要风险因素。然而，空气污染与成人哮喘发展的因果关系尚未明确[68]。随着空气污染程度的加重，哮喘症状加重，哮喘急诊率和住院率升高。空气污染严重期间哮喘患者住院率常常增加 20%~30%[69]。

五、遗 传 因 素

遗传因素在哮喘发病中占十分重要的地位。哮喘具有家族聚集性,许多研究表明哮喘患者后代与非哮喘患者后代相比,哮喘患病率及其相关的哮喘表型明显增加。这些遗传性特征不仅是哮喘发病的危险因素,还决定哮喘的治疗效果[70,71]。

六、小　　结

重度哮喘的发病和死亡风险受多种因素的影响,早期识别和干预这些风险因素对于改善患者的预后至关重要。定期的医疗随访、教育和环境改善措施可以显著降低这些风险。应对重度哮喘的发病和死亡风险因素需要综合的策略,包括个人、家庭、医疗系统和公共卫生层面的干预和努力。

参 考 文 献

[1] NAJA AS, PERMAUL P, PHIPATANAKUL W. Taming Asthma in School-Aged Children: A Comprehensive Review[J]. J Allergy Clin Immunol Pract, 2018, 6 (3): 726-735.

[2] PIVIDORI M, SCHOETTLER N, NICOLAE DL, et al. Shared and distinct genetic risk factors for childhood-onset and adult-onset asthma: genome-wide and transcriptome-wide studies[J]. Lancet Respir Med, 2019, 7(6): 509-522.

[3] RODRIGUEZ BAUZA DE, SILVEYRA P. Sex Differences in Exercise-Induced Bronchoconstriction in Athletes: A Systematic Review and Meta-Analysis[J]. Int J Environ Res Public Health, 2020, 17(19): 7270.

[4] ZHANG GQ, ÖZUYGUR ERMIS SS, RÅDINGER M, et al. Sex disparities in asthma development and clinical outcomes: implications for treatment strategies [J]. J Asthma Allergy, 2022, 15: 231-247.

［5］FUSEINI H,NEWCOMB DC. Mechanisms Driving Gender Differences in Asthma［J］. Curr Allergy Asthma Rep,2017,17(3):19.

［6］SCHATZ M,HARDEN K,FORSYTHE A,et al. The course of asthma during pregnancy,post partum,and with successive pregnancies:a prospective analysis ［J］. J Allergy Clin Immunol,1988,81(3):509-517.

［7］MITANI A. Asthma and Stress. In:Gellman MD.Encyclopedia of Behavioral Medicine［M］. Springer,Cham,2020.

［8］YAN BD,MENG SS,REN J,et al. Asthma control and severe exacerbations in patients with moderate or severe asthma in Jilin Province,China:a multicenter cross-sectional survey［J］. BMC Pulm Med,2016,16(1):130.

［9］THOMSON NC,POLOSA R,SIN DD. Cigarette Smoking and Asthma［J］. J Allergy Clin Immunol Pract,2022,10(11):2783-2797.

［10］BECERRA BJ,ARIAS D,BECERRA MB. Sex-Specific Association between Environmental Tobacco Smoke Exposure and Asthma Severity among Adults with Current Asthma［J］. International Journal of Environmental Research and Public Health,2022,19(9):5036.

［11］张韩伟,蒋毅,张亚丽,等. 重度哮喘临床特征、炎症标志物特点及危险因素分析［J］.中国呼吸与危重监护杂志,2023,22(09):609-614.

［12］LIU J,BOWATTE G,PHAM J,et al. Pre-pubertal smoke exposure of fathers and increased risk of offspring asthma:a possible transgenerational effect［J］. Eur Respir J,2022,60(4):2200257［pii］.

［13］CHG,FLOROUA,ISCHAKIE,et al. Smoking cessation effectiveness in smokers with COPD and asthma under real life conditions［J］. Respir Med,2014,108(4):577-583.

［14］中国医药教育协会慢性气道疾病专业委员会,中国哮喘联盟. 重度哮喘诊断与处理中国专家共识(2024)［J］. 中华医学杂志,2024,104(20):1759-1789.

［15］GERN JE. Viral and bacterial infections in the development and progression of asthma［J］. J Allergy Clin Immunol,2000,105(2Pt 2):S497-S502.

［16］邢斌,林江涛,唐华平,等. 2013—2014 年我国中心城市 29 家医院支气管哮喘急性发作住院患者诱发因素的回顾性调查［J］. 中华内科杂志,2018,57(1):21-26.

［17］VAN MEELER,MENSINK-BOUTSM,DEN DEKKERHT,et al. Early-life respiratory tract infections and the risk of school-age lower lung function and asthma:a meta-analysis of 150 000 European children［J］. Eur Respir J,2022,60(4):2102395.

［18］ROSAS-SALAZARC,CHIRKOVAT,GEBRETSADIKT,et al. Respiratory syncytial virus infection during infancy and asthma during childhood in the USA（INSPIRE）：a population-based，prospective birth cohort study［J］. Lancet，2023，401（10389）：1669-1680.

［19］ JARTTI T，LIIMATAINEN U，XEPAPADAKI P，et al. Clinical correlates of rhinovirus infection in preschool asthma［J］. Allergy，2021，76（1）：247-254.

［20］ CRUZ AA，POPOV T，PAWANKAR R，et al. Common characteristics of upper and lower airways in rhinitis and asthma：ARIA update，in collaboration with GA（2）LEN［J］. Allergy，2007，62Suppl 84：1-41.

［21］ BOUSQUET J，SCHÜNEMANN HJ，SAMOLINSKI B，et al. Allergic rhinitis and its impact on asthma（ARIA）：achievements in 10 years and future needs ［J］. J Allergy Clin Immunol，2012，130（5）：1049-1062.

［22］ CORRENJ，MANNINGBE，THOMPSONSF，et al. Rhinitis therapy and the prevention of hospital care for asthma：a case-control study［J］. J Allergy Clin Immunol，2004，113（3）：415-419.

［23］ HAMILOS DL. Chronic rhinosinusitis：epidemiology and medical management ［J］. J Allergy Clin Immunol，2011，128（4）：693-707.

［24］ BACHERT C，HAN JK，WAGENMANN M，et al. EUFOREA expert board meeting on uncontrolled severe chronic rhinosinusitis with nasal polyps （CRSwNP）and biologics：definitions and management［J］. J Allergy Clin Immunol，2021，147（1）：29-36.

［25］ RANK M，MULLOL J. Chronic rhinosinusitis：forward！［J］. J Allergy Clin Immunol Pract，2022，10（6）：1472-1473.

［26］ DIXON AE，CASTRO M，COHEN RI，et al. Efficacy of nasal mometasone for the treatment of chronic sinonasal disease in patients with inadequately controlled asthma［J］. J Allergy Clin Immunol，2015，135（3）：701-709.

［27］ 李娜嘉，林江涛. 支气管哮喘与情绪障碍的研究进展［J］. 中华医学杂志，2014，94（16）：1277-1279.

［28］ LAVOIE KL，BACON SL，BARONE S，et al. What is worse for asthma control and quality of life：depressive disorders，anxiety disorders，or both？ ［J］. Chest，2006，130：1039-1047.

［29］ KULLOWATZ A，KANNIESS F，DAHME B，et al. Association of depression and anxiety with health care use and quality of life in asthma patients［J］. Respir Med，2007，101：638-644.

［30］ GLOBAL INITIATIVE FOR ASTHMA. Global strategy for asthma management and prevention 2020. https://ginasthma.org/（Accessed on June 26，2024）.

［31］ HARDING SM. Gastroesophageal reflux：a potential asthma trigger［J］.

Immunol Allergy Clin North Am,2005,25(1):131-148.

[32] PATTERSON RN,JOHNSTON BT,ARDILL JE,et al. Increased tachykinin levels in induced sputum from asthmatic and cough patients with acid reflux. Thorax,2007,62(6):491-495.

[33] GRANDES XA,TALANKI MANJUNATHA R,HABIB S,et al. Gastroesophageal Reflux Disease and Asthma:A Narrative Review[J]. Cureus,2022,14(5):e24917.

[34] KIM SY,KIM HR,MIN C,et al. Bidirectional association between GERD and asthma in children:two longitudinal follow-up studies using a national sample cohort[J]. Pediatr Res,2020,88(2):320-324.

[35] PETERS U,DIXON AE,FORNO E. Obesity and asthma[J]. J Allergy Clin Immunol,2018,141(4):1169-1179.

[36] 刘斌,梁彦超,刘双柏,等.肥胖和支气管哮喘之间的因果关联:一项双向孟德尔随机化研究[J].国际呼吸杂志,2023,43(12):1421-1427.

[37] 胡秋蓉,时旭,付婉艺,等.性别差异对哮喘的影响及女性哮喘的研究进展[J].中国呼吸与危重监护杂志,2024,23(02):126-131.

[38] WANG D,ZHOU Y,CHEN R,et al. The relationship between obstructive sleep apnea and asthma severity and vice versa:a systematic review and meta-analysis[J]. Eur J Med Res,2023,28(1):139.

[39] PRASAD B,NYENHUIS SM,IMAYAMA I,et al. Asthma and Obstructive Sleep Apnea Overlap:What Has the Evidence Taught Us?[J]. Am J Respir Crit Care Med,2020,201(11):1345-1357.

[40] Global Initiative for Chronic Obstructive Lung Disease. Global strategy for diagnosis,management and prevention of chronic obstructive lung disease (2024 Report)[EB/OL].[2023-11-13].https://goldcopd.org/2024-gold-report/.(Accessed on June 28,2024).

[41] TAKEMURA M,NIIMI A,MINAKUCHI M,et al. Bronchial dilatation in asthma:relation to clinical and sputum indices[J]. Chest,2004,125(4):1352-1358.

[42] 谢华,陈萍,刘蕾.住院支气管哮喘患者合并支气管扩张症的十年单中心调查结果分析[J].中华医学杂志,2019,99(16):1210-1215.

[43] POLVERINO E,DIMAKOU K,HURST J,et al. The overlap between bronchiectasis and chronic airway diseases:state of the art and future directions[J]. Eur Respir J,2018,52(3):1800328[pii].

[44] 张惠琴,樊蕊,张静静,等.儿童支气管哮喘与母孕期及新生儿期相关影响因素分析[J].中国当代儿科杂志,2017,19(01):49-53.

[45] CHEN YC,TSAI CH,LEE Y. Gestational medication use,birth conditions,

and early postnatal exposures for childhood asthma[J]. Clin Dev Immunol, 2012,2012:913426.

[46] CRUMP C,SUNDQUIST J,SUNDQUIST K. Preterm or early term birth and long-term risk of asthma into midadulthood:a national cohort and cosibling study[J]. Thorax,2023,78:653-660.

[47] CAFFARELLI C,GRACCI S,GIANNÌ G,et al. Are Babies Born Preterm High-Risk Asthma Candidates? [J]. J Clin Med,2023,12(16):5400.

[48] NI M,LI B,ZHANG Q,et al. Relationship Between Birth Weight and Asthma Diagnosis:A Cross-Sectional Survey Study Based on the National Survey of Children's Health in the U.S.[J]. BMJ Open,2023,13(12):e076884.

[49] BANZON TM,PHIPATANAKUL W. Environmental interventions for asthma [J]. Semin Respir Crit Care Med,2022,43(5):720-738.

[50] WANG W,WANG J,SONG G,et al. Environmental and sensitization variations among asthma and/or rhinitis patients between 2008 and 2018 in China[J]. Clin Transl Allergy,2022,12(2):e12116.

[51] 邓云天,熊文魁,朱芮,等. 生命早期环境因素暴露与儿童哮喘关系的病例对照研究. 上海交通大学学报(医学版)[J],2023,43(1):44-51.

[52] FOONG RX,DU TOIT G,FOX AT. Asthma,Food Allergy,and How They Relate to Each Other[J]. Front Pediatr,2017,5:89.

[53] LOUISIAS M,RAMADAN A,NAJA AS,Phipatanakul W. The Effects of the Environment on Asthma Disease Activity[J]. Immunol Allergy Clin North Am,2019,39(2):163-175.

[54] 薛璐,郭胤仕. 食物过敏与支气管哮喘[J]. 中华临床免疫和变态反应杂志,2018,12(6):660-664.

[55] SETH D,POOWUTIKUL P,PANSARE M,et al. Food allergy:a review[J]. Pediatr Ann,2020,49(1):e50-e58.

[56] TEDNER SG,ASARNOJ A,THULIN H,et al. Food allergy and hypersensitivity reactions in children and adults-a review[J]. J Intern Med, 2022,291(3):283-302.

[57] MATTILA T,SANTONEN T,ANDERSEN HR,et al. Scoping Review-The Association between Asthma and Environmental Chemicals[J]. Int J Environ Res Public Health,2021,18(3):1323.

[58] VINCENT MJ,BERNSTEIN JA,BASKETTER D,et al. Chemical-induced asthma and the role of clinical,toxicological,exposure and epidemiological research in regulatory and hazard characterization approaches[J]. Regul Toxicol Pharmacol,2017,90:126-132.

[59] LEDFORD DK,WENZEL SE,LOCKEY RF. Aspirin or other nonsteroidal

inflammatory agent exacerbated asthma [J]. J Allergy Clin Immunol Pract, 2014, 2 (6): 653-657.

[60] LO PC, TSAI YT, LIN SK, et al. Risk of asthma exacerbation associated with nonsteroidal anti-inflammatory drugs in childhood asthma: A nationwide population-based cohort study in Taiwan [J]. Medicine (Baltimore), 2016, 95 (41): e5109.

[61] MORALES DR, JACKSON C, LIPWORTH BJ, et al. Adverse respiratory effect of acute β-blocker exposure in asthma: a systematic review and meta-analysis of randomized controlled trials [J]. Chest, 2014, 145 (4): 779-786.

[62] YILMAZ İ, TÜRK M, BARAN KETENCIOĞLU B, et al. The presence of underlying asthma should be investigated in patients diagnosed with ACE inhibitor induced cough [J]. Clin Respir J, 2020, 14 (4): 382-388.

[63] MORALES DR, LIPWORTH BJ, DONNAN PT, et al. Intolerance to Angiotensin Converting Enzyme Inhibitors in Asthma and the General Population: A UK Population-Based Cohort Study [J]. J Allergy Clin Immunol Pract, 2021, 9 (9): 3431-3439.

[64] TIOTIU AI, NOVAKOVA S, LABOR M, et al. Progress in occupational asthma [J]. Int J Environ Res Public Health, 2020, 17 (12): 4553.

[65] ROIO L, MIZUTANI RF, PINTO RC, et al. Work-related asthma [J]. J Bras Pneumol, 2021, 47 (4): e20200577.

[66] COWL CT. Occupational asthma: review of assessment, treatment, and compensation [J]. Chest, 2011, 139 (3): 674-681.

[67] FU QL, DU Y, XU G, et al. Prevalence and Occupational and Environmental Risk Factors of Self-Reported Asthma: Evidence from a Cross-Sectional Survey in Seven Chinese Cities [J]. Int J Environ Res Public Health, 2016, 13 (11): 1084.

[68] TIOTIU AI, NOVAKOVA P, NEDEVA D, et al. Impact of Air Pollution on Asthma Outcomes [J]. Int J Environ Res Public Health, 2020, 17 (17): 6212.

[69] BRONTE-MORENO O, GONZÁLEZ-BARCALA FJ, MUÑOZ-GALL X, et al. Impact of Air Pollution on Asthma: A Scoping Review [J]. Open Respir Arch, 2023, 5 (2): 100229.

[70] JOSEPH M, ZOUBEIDI T, AL-DHAHERI SM, et al. Paternal asthma is a predictor for childhood asthma in the consanguineous families from the United Arab Emirates [J]. J Asthma, 2009, 46 (2): 175-178.

[71] MAHDI B, MAHESH PA, MYSORE RS, et al. Inheritance patterns, consanguinity & risk for asthma [J]. Indian J Med Res, 2010, 132: 48-55.

4

第四部分

疾病评估、诊断与治疗现状

一、疾 病 评 估

对哮喘的评估需要综合考虑多种因素,包括症状发生频率、夜间觉醒次数、吸入式缓解药物使用频率、活动耐受程度和肺功能测试结果[如第 1 秒用力呼气量(forced expiratory volume in 1 second,FEV_1)]。哮喘的严重程度通常分为间歇性、轻度持续性、中度持续性和重度持续性四个等级。

(一)儿童哮喘评估工具

儿童哮喘症状评估的临床工具主要包括儿童呼吸和哮喘控制测试(test for respiratory and asthma control in kids,TRACK)(用于 0~5 岁的儿童)和儿童哮喘控制测试(childhood asthma control test,C-ACT)(家长协助 4~7 岁儿童完成,8 岁以上可独立完成部分问题)[1]。通过此类症状分析工具,可帮助医务人员准确评估哮喘状况。其中,TRACK 通过家长或监护人对孩子过去 4 周内症状的回顾,对日间/夜间症状、活动限制、急救药物使用频率及整体控制状况五个问题,评分范围为 0~100 分,分数越低提示哮喘控制越差;C-ACT 需要儿童与家长共同参与问卷调查,前 4 题由儿童回答,后 3 题由家长回答,以更全面地反映孩子的症状和日常活动受限情况,每个问题选项对应 0~4 分,总分范围为 0~27 分,≥19 分:提示哮喘控制良好,≤18 分:提示哮喘未得到有效控制,需调整治疗方案[2,3]。

(二)成人哮喘评估工具

成人哮喘的评估工具主要集中于综合评估症状控制、肺功能和未来风险。常用工具包括哮喘控制测试(asthma control test,ACT)和哮喘控制问卷(asthma control questionnaire,ACQ)。这些工具通过标准化问题来衡量哮喘患者症状严重程度和生活质量。这些评估工具在临床实践中被广泛应用,有助于及时发现哮喘控制不佳的患者,调整治疗方案,改善预后。Stanford Medicine 提供的哮喘管理卡片(asthma management card,AMC)详细描述了 ACT 的使用方法,并提供了相应的评分解释和管理建议[4]。

成人和儿童哮喘严重程度分类基于症状和风险评估指标,间歇性哮喘患者每周出现症状≤2 天,每月夜间觉醒≤2 次,急救吸入器使用频率≤2 天/周,肺功能(FEV₁)通常>80%[5]。相较之下,重度持续性哮喘患者几乎每日存在上述情况,夜间觉醒频繁,急救吸入器使用频率较高,且肺功能(FEV_1)<60%[6]。

加拿大胸科协会 2021 年对哮喘诊断指南进行了更新,着重强调哮喘评估中控制标准和评估指标的变更,特别是症状频率和急性发作风险的评估方法。指南指出,哮喘控制的评估应包括过去 4 周内症状和急性发作的频率,长期管理目标是:最大程度控制症状发生、减少急性发作和改善生活质量[7]。

通过标准化评估工具,医务人员可系统监测哮喘患者病情变化,及时干预,减少急性发作风险,改善长期健康结局[8]。

二、疾 病 诊 断

(一) 诊断标准

我国哮喘控制标准遵循《全球哮喘防治倡议》(global initiative for asthma,GINA)标准进行综合、全面评估[9,10],以下为重度哮喘控制不佳常见特征:

1. 症状控制不佳

哮喘控制问卷(ACQ)评分>1.5,哮喘控制测试(ACT)评分<20,

或符合 GINA 定义的未控制。

2. 频繁急性发作

前一年需要 2 次或以上连续使用全身性激素(每次 3 天以上)。

3. 严重急性发作

前一年至少 1 次住院、进入 ICU 或需要机械通气。

4. 持续性气流受限

尽管给予充分的支气管舒张剂治疗,仍存在持续的气流受限(FEV_1 占预计值 %<80%,FEV_1/用力肺活量(forced vital capacity,FVC)<正常值下限)。

5. 高剂量吸入性皮质类固醇(ICS)或全身性激素(或其他生物制剂)可以维持控制,但只要减量哮喘就会加重。

(二) 诊断方法

哮喘诊断依赖于多方面的评估,主要包括症状评估、肺功能检测和生物标志物检测。通过综合这些诊断手段,医生能够全面了解患者的病情,做出准确诊断,并制定个体化的治疗方案。以下是详细的诊断方法[11]:

1. 症状评估

症状评估是哮喘诊断的核心组成部分之一,旨在了解患者的症状严重程度、控制情况以及对生活质量的影响。常用的症状评估工具包括哮喘控制测试(ACT)和哮喘控制问卷(ACQ),这些工具通过标准化问题来评估患者的症状和治疗效果。

(1)哮喘控制测试(ACT):ACT 是一种常用的自评量表,主要通过五个问题评估患者过去四周的症状控制情况,包括夜间症状、日间症状、活动受限以及救援药物使用频率等。每个问题的得分范围从 1~5,总分为 25 分。通常情况下,ACT 评分低于 20 分提示患者的哮喘控制不佳,提示需要调整治疗方案。ACT 能够提供简单且高效的评估,尤其适用于临床实践中对患者哮喘控制情况的快速评估。

（2）哮喘控制问卷（ACQ）：ACQ 侧重于评估患者过去一周的症状控制情况,并通过七个问题综合反映患者的哮喘控制情况。ACQ 的得分范围从 0 到 6,得分越高表明哮喘控制越差。ACQ 能够有效地揭示患者症状的严重程度,对于长期监测和评估哮喘患者的控制状况具有较高的临床价值。

2. 肺功能测试

肺功能测试是哮喘诊断和管理中至关重要的工具。通过肺功能检测,可以客观地评估气流受限的程度,判断是否存在可逆性气流受限,这是哮喘诊断的一个关键指标[12,13]。

（1）第 1 秒用力呼气量（FEV_1）：FEV_1 是指患者最大吸气后,用力呼气 1 秒所能排出的气体体积,通常用于评估气道的通畅度。FEV_1 的降低通常提示气道受限。对于哮喘患者,FEV_1 通常存在可逆性的下降,即通过适当治疗后,FEV_1 水平可以恢复。FEV_1 值可以与正常预测值进行比较,以确定气道受限的严重程度。

（2）用力肺活量（FVC）：FVC 是指患者在用力呼气过程中所能排出的最大气体体积。FEV_1/FVC 比值用于评估气道阻塞的存在,若 FEV_1/FVC 低于正常水平且存在可逆性气流受限,提示可能是哮喘。

（3）气流高反应性及气流受限的可变性：哮喘的一个重要特征是气流受限的可变性,即气流受限通常是间歇性的。通过反复测量肺功能[如呼气流量峰值（peak expiratory flow,PEF）测量或 FEV_1 测量],可以评估气流受限是否可逆和可变。另外通过支气管激发或舒张阳性可明确气道受限的可逆性,但需要注意支气管激发假阳性或假阴性。

3. 生物标志物检测

近年来,生物标志物在哮喘的诊断、管理和监测中发挥了越来越重要的作用,尤其是在识别气道炎症的类型和监测治疗效果方面。

以下是一些常见的生物标志物检测方法：

（1）呼出气一氧化氮（fractional exhaled nitric oxide，FeNO）：FeNO是一种由气道上皮细胞释放的生物标志物，其水平可以反映气道中的嗜酸性炎症程度。在哮喘患者中，FeNO水平通常较高，尤其是那些以嗜酸性炎症为主的患者。FeNO检测对于评估哮喘患者的气道炎症活动性具有重要意义，有助于判断哮喘的控制情况。FeNO水平的升高与哮喘控制差、症状反复发作、急性发作等相关联。

（2）血液/痰液嗜酸性粒细胞计数：嗜酸性粒细胞计数是另一个常用的生物标志物，能够反映系统性或气道中的嗜酸性炎症[14]。在哮喘患者中，尤其是那些以嗜酸性为主的患者，血液中的嗜酸性粒细胞计数通常升高。外周血嗜酸性粒细胞增高可作为判定嗜酸性粒细胞为主的哮喘临床表型，以及作为评估抗炎治疗是否有效的指标之一。外周血嗜酸性粒细胞水平升高也可提示未来急性发作风险等。通过检测嗜酸性粒细胞计数，可以帮助判断哮喘的类型及其炎症程度，从而决定是否需要使用针对嗜酸性炎症的药物，如生物制剂（抗IL-5、抗IL-5R、抗IL-4R等）。

（3）血清总IgE水平：IgE是一种与过敏反应相关的免疫球蛋白，哮喘患者中，尤其是过敏性哮喘患者，血清IgE水平往往升高。检测IgE水平可以帮助识别过敏性哮喘，并为个体化的过敏原免疫治疗提供依据。

（三）诊断步骤

建议按以下4个步骤诊断和评估重度哮喘[15-17]。

1. 明确哮喘诊断

大多数哮喘患者通过典型的病史即可做出诊断，但重度哮喘临床表现更为复杂，发作性、可变性和可逆性的特征往往不太典型，容易与其他类似哮喘的疾病相混淆[18,19]。诊断重度哮喘首先必须符合

GINA 和我国哮喘诊治指南的标准,但诊断思路应当更为全面,实验室检查需要更加深入:

(1)重度哮喘患者均需要做支气管激发试验和/或舒张试验、弥散功能(diffusing capacity of the lungs for carbon monoxide,DLco)在内的全套肺功能测定及峰流速变异率监测,必要时还需要经过一个疗程的治疗试验再次复查肺功能。

(2)胸部影像学检查如 X 线胸片和胸部 CT 扫描,特别是高分辨率 CT(high resolution CT,HRCT),对鉴别其他肺部疾病具有很高的价值,应作为重度哮喘的基本诊断工具,以鉴别慢性阻塞性肺疾病、支气管扩张症、嗜酸性肉芽肿性多血管炎、变应性支气管肺曲霉菌病等容易和哮喘混淆的疾病。近年来采用 HRCT 对哮喘患者进行影像学研究,发现既往认为肺部无异常的哮喘患者实际上也存在不同程度的结构改变。HRCT 研究发现哮喘患者存在气道壁增厚、气道腔狭窄、吸气相血管减少区域、呼气相气体陷闭,某些患者可发现支气管扩张、肺气肿和小叶中心性突起。CT 显示的气道壁重塑与肺功能、哮喘严重程度和组织学上的气道重塑有密切关系。肺密度测量可以发现重度哮喘患者的气体陷闭改善程度与肺功能改善相关[20]。

(3)如果患者此前未进行过敏原检测,应安排过敏原点刺试验或过敏原特异性 IgE 测定。

(4)如有必要,安排血常规、C 反应蛋白、免疫球蛋白、抗中性粒细胞胞质抗体和曲霉菌特异性 IgE 和沉淀抗体检查以排除免疫性疾病、EGPA 和 ABPA。

(5)采用低剂量口服激素维持疗法或大剂量 ICS 的患者应注意有无肾上腺皮质功能减退及骨质疏松,可安排血清皮质醇测定和骨密度检测。

(6)部分哮喘患者外周血嗜酸性粒细胞计数增高,可作为诱导痰嗜酸性粒细胞的替代指标,但是外周血嗜酸性粒细胞计数增高的具体计数值文献报告尚不统一,多数研究界定的参考值为≥300/μl为增高,也有研究界定为≥150/μl为增高[21]。除哮喘外尚需排除其他引起嗜酸性粒细胞增高的疾病,如寄生虫感染;如外周血嗜酸性粒细胞计数≥1 500 个/μl,单纯由哮喘所致的可能性很小,应考虑其他疾病如嗜酸性肉芽肿性多血管炎(eosinophilic granulomatosis with polyangiitis,EGPA),并安排相应检查。

(7)如临床怀疑上气道疾病或心血管疾病,应安排针对性检查如鼻窦 CT、脑钠肽(brain natriuretic peptide,BNP)、心脏彩超等。

2. 明确是否属于重度哮喘

重度哮喘的定义前文已述,重度哮喘患者使用 ICS+ LABA 达到控制所需的剂量需根据患者具体情况而定[22]。未控制的哮喘通常具备以下一个或多个特征[23,24]:

(1)症状控制差:哮喘控制问卷(ACQ)>1.5,哮喘控制测试(ACT)<20,或符合 GINA 定义的未控制。

(2)频繁急性发作:前 1 年需要 2 次或以上连续使用全身性激素(每次 3 天以上)。

(3)严重急性发作:前 1 年至少 1 次住院、进入重症监护病房或需要机械通气。

(4)持续性气流受限:尽管给予充分的支气管舒张剂治疗,仍存在持续的气流受限(FEV$_1$<80% 预计值,FEV$_1$/FVC<正常值下限)。

(5)高剂量 ICS 或全身性激素(或其他生物制剂)可以维持控制,但只要减量哮喘就会加重。

3. 明确共患疾病和危险因素

重度哮喘多存在影响哮喘控制的共患疾病和危险因素。在评估这些因素之前,首先应当评估患者的依从性和吸入技术[25]。可通过测定血清皮质醇和茶碱浓度评估对口服药物的依从性,采用带有电子计数器或通过蓝牙与手机连接的吸入装置评估对吸入药物的依从性[26]。对于依从性差的患者,需要医患之间进行面对面的深入沟通,找到影响依从性的问题所在,制订个体化的管理策略[27]。

　　除依从性外,与重度哮喘有关的共患疾病和危险/触发因素还有特应质和过敏症(包括对真菌致敏)、鼻炎-鼻窦炎、鼻息肉、肥胖、神经精神因素特别是焦虑和抑郁等[28,29]。药物因素如使用 β 受体阻滞剂、阿司匹林、非甾体抗炎药(NSAID)等,过度使用短效 β 受体激动剂以及哮喘药物本身的不良反应也会影响哮喘的控制[30]。此外,主动和被动吸烟以及大气污染也是导致哮喘控制不良的重要原因。

4. 区分哮喘的表型/内型

　　哮喘的表型是遗传因素和环境因素相互作用的结果[31,32]。虽然目前还没有被广泛接受的特异性哮喘表型的定义,但识别特定表型的一些特征,将有助于预测患者不同的治疗反应和临床转归,在精准医学时代针对哮喘炎症反应级联特定分子进行靶向干预大大拓展了重度哮喘的治疗前景[33,34]。

三、治疗与护理

　　重度哮喘以缓解症状、减少发作次数、维持良好肺功能、减少药物副作用为主要治疗原则。通常需要充分评估患者的依从性、吸入技术、共患疾病和环境因素,以及患者的临床和炎症类型制定治疗方案,以药物治疗为主。哮喘的特定炎症介质有助于准确识别气道炎症类型及临床表型,以优化管理和开发适当的治疗方法。通过准确识别炎症介质,确诊疾病分型,更有效地制定个体化治疗方案,提高治疗效果,减少并发症的发生[35]。

　　根据 GINA 2024 与中国《支气管哮喘防治指南(2020 版)》,重度哮喘推荐在原有规范化使用中/高剂量 ICS+LABA 等基础上,根据是否存在 2 型炎症特征进行临床表型分型,具有 2 型炎症特征的重度哮喘可使用附加生物制剂治疗,不具有 2 型炎症特征的重度哮喘患者可以选择添加的药物包括:LAMA、低剂量阿奇霉素和抗胸腺基质淋巴细胞生成素(thymic stromal lymphopoietin,TSLP)单克隆抗体,低剂量口服激素作为最后选择。此外,可考虑支气管热成形术。建议多学科联合评估重度哮喘的诊治。截至 2024 年 8 月,纳入我国基本医保目录的治疗重度哮喘生物制剂有靶向 IgE 的奥马珠单抗注射液、注射用奥马珠单抗 α 和靶向 IL-5 的美泊利珠单抗注射液,而针对其他炎症信号分子的生物制剂,如抗 IL-5 受体(IL-5R)单抗、抗 IL-4R、IL-13 单抗等的哮喘适应证尚未纳入。

(一)药物治疗

1. 常规药物治疗

可用于重度哮喘治疗的药物包括吸入型糖皮质激素(ICS)、短效 β_2 受体激动剂(Short-acting beta-2 agonists,SABA)/长效 β_2 受体激动剂(LABA)、白三烯受体拮抗剂(Leukotriene receptor antagonists,LTRA)、短效抗胆碱药异丙托溴铵(Short-acting anticholinergic drug ipratropium bromide,SAMA)/长效抗胆碱药物(LAMA)、生物靶向治疗、口服糖皮质激素(Oral glucocorticoids,OCS)、茶碱和低剂量阿奇霉素等。LABA、LTRA、LAMA 以及茶碱可以作为重度哮喘的治疗选择,但需要与 ICS 联合使用。

(1)糖皮质激素:主要包括吸入型糖皮质激素(ICS)和口服糖皮质激素(OCS)。

ICS 作为控制哮喘炎症反应的基础药物,其剂量通常根据病情的严重程度进行调整。高剂量 ICS 能够显著改善炎症反应和减少急性发作频率,但其长期高剂量使用可能会增加不良反应的发生风险,如肥胖、糖尿病、骨质疏松和肾上腺功能抑制等副作用。常用的 ICS 药物包括布地奈德、丙酸氟替卡松和二丙酸倍氯米松。

重度哮喘通常需要使用较高剂量 ICS,其推荐剂量包括:

布地奈德:>800μg/d(干粉吸入剂)。

丙酸氟替卡松:>500μg/d(干粉吸入剂)。

二丙酸倍氯米松:>1 000μg/d(标准颗粒氢氟烷烃抛射剂)或 >400μg/d(超细颗粒氢氟烷烃抛射剂)。

OCS 主要用于使用生物靶向药物仍无法控制,或生物靶向药物不可及或不能负担的重度哮喘患者。对于大剂量 ICS 维持治疗再联合其他控制药物,并且使用生物制剂仍未控制者,或者反复急性发作的患者,建议加用低剂量 OCS 作为维持用药。短期口服 OCS 可以迅速控制症状,但长期使用会带来一系列严重副作用,包括肥胖、糖尿病、骨质疏松和肾上腺功能抑制等。此外,长期 OCS 使用还与哮喘急性加重、高急诊就诊和高住院率相关。常用的 OCS 药物及其推荐剂量包括:

泼尼松:每日 0.5~0.8mg/kg,当哮喘症状控制并维持一段时间后,逐渐减少 OCS 剂量,并确定最低维持剂量(一般≤7.5mg/d)长期口服治疗。可考虑 OCS 隔日疗法,并且使用药物预防骨质疏松。

糖皮质激素联合治疗在重度哮喘患者中的有效性有限。一项 155 例重度哮喘患者的临床治疗效果的随访研究表明,糖皮质激素联合支气管扩张剂治疗重度哮喘的有效率不高,病情进展率可达 25%~30%,病死率可达 7% 以上[36]。部分学者认为,现阶段临床上常规治疗重度哮喘患者的局限性在于未能充分抑制呼吸道黏膜炎症损伤[37-39]。

在美国,30%~40% 的严重哮喘患者需要定期使用 OCS[20,40],但其引起的短期和长期并发症占所有药物相关并发症的 10%[41]。研究表明,在重度哮喘患者中,无论糖皮质激素的暴露剂量(低:≤6mg/d;中:>6~12mg/d;高:>12mg/d),均存在显著的剂量-反应关系[42],同时,长期使用糖皮质激素会增加心血管并发症、感染和胃肠道并发症的风险,其中最常见的糖皮质激素相关不良事件包括高血压、脂质代谢紊乱和糖尿病[43],高剂量累积使用也会提高心脑血管与胃肠道等并发症的发病风险(在平均 3.8 年期间,平均累积泼尼松剂量等效为 6 844.5mg)[44]。肺炎、肥胖、骨质疏松、白内障和机会性感染在糖皮质激素治疗的哮喘患者中也很常见,感染风险显著随着糖皮质激素剂量的增加而增加[43]。

(2) β_2 受体激动剂:包括短效 β_2 受体激动剂(SABA,维持 4~6 小时)、长效 β_2 受体激动剂(LABA,维持 10~12 小时)和超长效 β_2 受体激动剂(维持 24 小时)β_2 受体激动剂。长效制剂又可分为快速起效的 LABA(如福莫特罗、茚达特罗、维兰特罗及奥达特罗等)和缓慢起效的 LABA(如沙美特罗)。β_2 受体广泛分布在气道的多种效应细胞上,当 β_2 受体激动剂与受体结合后,可引起受体结构改变,从而舒张支气管平滑肌、减少肥大细胞和嗜碱细胞颗粒与介质释放、降低微血管通透性、增加气道上皮纤毛摆动,能够有效缓解哮喘症状,且具有起效快、不良反应少的特点,是缓解轻至中度哮喘急性发作的首选药物[45]。

在临床治疗中,β_2 受体激动剂通常通过雾化吸入方式使用,以使药物直接、迅速作用于病变部位。单独应用过多 β_2 受体激动剂与哮喘急性加重及死亡风险增加有关[46]。持续静脉滴注特布他林有助于减少重度哮喘的发作和住院次数,但存在严重的药物副作用[47]。常用的药物包括沙丁胺醇、特布他林、沙美特罗、福莫特罗、茚达特罗、维兰特罗、奥达特罗等。但需注意使用时间,长期使用可能导致支气管收缩性增强,从而加重哮喘症状[48]。

短效 β_2 受体激动剂(SABA):用于缓解急性哮喘发作,通过快速舒张支气管平滑肌从而改善气流。常用的治疗哮喘急性发作的 SABA 剂量如下:

沙丁胺醇:2.5~5mg/次,每 4~6 小时使用一次。

特布他林:5mg/次,3 次/d。

左沙丁胺醇:0.63mg/次,每 6~8 小时一次。

长效 β₂ 受体激动剂(LABA):LABA 可以作为重度哮喘的治疗选择,但需与 ICS 联合使用。常用的 ICS+LABA 复合制剂包括布地奈德/福莫特罗、氟替卡松/沙美特罗、倍氯米松/福莫特罗等,LABA 药物如沙美特罗、福莫特罗、茚达特罗、维兰特罗、奥达特罗。与高剂量 ICS 匹配的 LABA 剂量如下:

福莫特罗:18~24μg/d

沙美特罗:50μg/d

(3)抗胆碱能药物:包括短效抗胆碱药异丙托溴铵(SAMA)和长效抗胆碱药物(LAMA),可减轻重度哮喘患者的气喘症状。对于已经使用中-高剂量 ICS 联合 LABA 的重度哮喘患者,添加 LAMA 噻托溴铵单药吸入装置,可减少气体陷闭,减少急性加重频率和改善肺功能[49,50],西班牙的一项研究表明添加 LAMA 的三重治疗方法可有效降低哮喘患者的急性加重发生率17%[51],并减少 β₂ 受体激动剂过量使用[46]。也有研究表明,三重联用药物的治疗反应可能因 T₂ 生物标志物(血液嗜酸性粒细胞)和 FEV₁ 的存在而不同[52]。常用的 LAMA 包括每日 1 次单药给药的噻托溴铵,闭合"三联"复方制剂的格隆溴铵和乌美溴铵等。

(4)茶碱类:茶碱为甲基环嘌呤类的衍生物,主要作用机制是通过阻断腺苷受体,来对抗内源性腺苷引发的支气管收缩。此外,茶碱还可以干扰气道平滑肌细胞内钙离子的转运,从而舒张支气管平滑肌。茶碱类药物不仅具有舒张支气管的作用,还能够兴奋机体的呼吸中枢和呼吸肌,同时具有抗炎和免疫调节作用[53]。临床常用的茶碱类药物及其用法如下:

氨茶碱(aminophylline):常用于急性哮喘发作的静脉注射,具有强效的支气管扩张作用。

二羟丙茶碱（dyphylline）：具有类似氨茶碱的作用，通常用于口服治疗，血药浓度稳定，作用持久。

胆茶碱（choline theophyllinate）：适用于口服治疗，特别是在夜间哮喘发作时使用。

但需要注意的是，茶碱"治疗窗"窄，代谢存在较大的个体差异，临床应用时应监测患者的血药浓度。中国人与美国人相比，血浆药物分布浓度高，总清除率低，因此中国人给予较小剂量的茶碱即可起到治疗作用。对于重度哮喘患者，茶碱联合 ICS 治疗有助于哮喘症状的控制。对于吸烟伴激素不敏感的哮喘患者，茶碱联合低剂量 ICS 可明显提高呼气峰流速和哮喘控制程度。

（5）白三烯调节剂：可作为中重度哮喘的联合用药，尤其适用于伴有变应性鼻炎、阿司匹林哮喘、运动性哮喘患者的治疗，这类药物通过阻断白三烯途径，减少气道炎症和支气管收缩，从而改善哮喘症状。白三烯在肥大细胞和单核巨噬细胞等细胞膜上受体激活后，会通过上调下游的细胞因子如 IL-6、IL-8 以及肿瘤坏死因子 α（TNF-α），导致黏膜损伤、平滑肌痉挛和气道高反应性[36,37]。然而，糖皮质激素无法有效抑制白三烯的合成和释放，白三烯调节剂如孟鲁司特则通过阻断白三烯与其受体的结合，减轻气道的炎症反应，改善哮喘症状。研究表明，白三烯调节剂还能调节 Th17 细胞和 CD4+、CD25+ 调节性 T 细胞（Treg）的平衡，从而改善机体的免疫状态，达到缓解症状、降低气道高反应性和防治气道重塑的目的[37]。总体安全有效，但要注意可能出现精神症状等不良反应。

国内研究表明，重度哮喘患者在联合使用扎鲁司特治疗后，肺功能显著改善[54]。国外的研究显示，地塞米松联合扎鲁司特治疗能够提高 15% 的临床治疗总体有效率，同时呼气峰值流速（peak expiratory flow，PEF）可达 8.0L/s，FEV_1/FVC 比值也可提高约 5%[55,56]。

（6）阿奇霉素：对于使用高剂量 ICS-LABA 但哮喘症状仍持续的

成人患者,在检查痰液中是否存在非典型分枝杆菌、心电图是否有Q-Tc 间期延长并充分考虑抗生素耐药增加的风险后,可考虑附加阿奇霉素,每周三次治疗,至少治疗 6 个月。

2. 生物制剂

截至 2024 年 8 月,我国已经有①针对 IgE 的奥马珠单抗注射液和注射用奥马珠单抗 α;②针对 IL-5 的美泊利珠单抗注射液;③针对 IL-5R 的本瑞利珠单抗注射液;④针对 IL-4Rα(IL-4/13)的度普利尤单抗注射液获批用于哮喘治疗。

生物制剂治疗哮喘总体是安全的。少数已知的不良反应与药物或基础疾病变化相关,基础治疗中糖皮质激素联用可能导致不良反应的混杂效应,且潜在不良反应如恶性肿瘤、心律失常、肺栓塞和脱发等需进一步研究,同时,在已有自身免疫疾病的患者中,生物制剂可能诱发新的自身免疫状况[57]。

(1)抗 IgE 单抗(奥马珠单抗):奥马珠单抗适用于经过吸入中高剂量 ICS,并联合 LABA、LAMA 等其他控制药物治疗后,症状仍未控制,且血清总 IgE 水平增高的中重度过敏性哮喘患者。作为全球第一个上市的哮喘生物制剂,其用于治疗过敏性哮喘已逾 20 年。奥马珠单抗通过与 IgE 结合,阻止其与高亲和力 IgE 受体结合,减少过敏介导的炎症反应,从而改善中、重度哮喘患者的急性发作症状与肺功能,还可以间接下调嗜碱性粒细胞、肥大细胞和树突状细胞上的 IgE 高亲和力受体表达,减少 2 型炎症细胞因子的产生并抑制嗜酸性粒细胞的炎症。

美国食品药品监督管理局实验结果证明,奥马珠单抗疗法可有效减少哮喘恶化和住院率,同时减少整体糖皮质激素的使用,试验中 14.6% 接受奥马珠单抗治疗的患者经历一次或多次恶化,而安慰剂组发生恶化率为 23.3%[58],另外一项研究结果的相对恶化率降低25%[59]。此外,奥马珠单抗在改善呼吸功能方面也显示显著效果,治

疗组的 FEV_1 和 FEF 指标均显著改善,且奥马珠单抗患者的不良反应率与安慰剂组相似[60]。同时,接受奥马珠单抗治疗的孕妇与未接受治疗的对照组在主要先天性异常、活产率、胎儿死亡率、早产率和小于胎龄婴儿的发生率方面比较没有显著差异[61]。

生活质量方面,奥马珠单抗治疗组患者的哮喘生活质量问卷评分显著增加,哮喘症状评分显著下降,对缓解疗法的需求也显著减少[59]。

中国Ⅲ期临床研究及中国真实世界研究结果显示,对于我国中高剂量 ICS/LABA 治疗后部分控制或未控制的过敏性中重度哮喘患者,使用奥马珠单抗治疗 24 周后肺功能、哮喘症状及生活质量等得到显著改善[62]。同时,该药物使用后可降低对糖皮质激素类药物的依赖,降低急性加重与住院的风险,提高患者的生活质量[63-65]。通过对比国内外临床试验数据发现,民族、种族及地理环境等因素不影响奥马珠单抗对中重度过敏性哮喘患者的临床疗效和安全性[66]。

(2) 抗 IL-5 单抗(美泊利珠单抗)/IL-5R 单抗(本瑞利珠单抗):IL-5 是影响嗜酸性粒细胞(EOS)在骨髓中分化、生成及在气道中的募集、活化和存活的主要细胞因子。抗 IL-5 单克隆抗体(如美泊利珠单抗)和抗 IL-5 受体单克隆抗体(如本瑞利珠单抗)通过抑制 IL-5 的作用,有效减少 EOS 在气道的炎症反应,显著改善重度嗜酸性粒细胞性哮喘患者的症状[67]。

美泊利珠单抗通过降低血液中嗜酸性粒细胞的水平,显著降低哮喘急性发作风险,改善肺功能,提高患者生活质量,并减少糖皮质激素的使用量[67-69]。2015 年,美泊利珠单抗被美国食品药品监督管理局批准作为哮喘维持治疗的附加疗法。试验结果表明,该治疗方案可减少每年的恶化次数和类固醇依赖患者对口服糖皮质激素的需求,并提高整体生活质量[39]。

美泊利珠单抗的三大临床试验(DREAM、MENSA、SIRIUS)进一步验证了其疗效和安全性。DREAM 试验研究美泊利珠单抗在严重哮喘中的剂量范围和安全性,结果显示,治疗组患者的年化恶化率相对下降 32%,且哮喘症状显著改善。MENSA 试验研究其作为严重哮喘患者的辅助疗法,结果显示,糖皮质激素剂量减少的可能性是安慰剂组的 2.39 倍,年恶化率显著下降。SIRIUS 试验研究美泊利珠单抗对严重难治性哮喘患者的类固醇保留作用,显示治疗组患者的类固醇依赖性显著减少[70]。

中国三期研究提示美泊利珠单抗可显著降低急性发作率、延长首次发作的时间、减少住院或急诊频率、缓解症状且提升生活质量和肺功能[71]。COSMOS 试验结果显示美泊利珠单抗组患者没有报告过敏反应或致命的不良反应,与安慰剂组相比,美泊利珠单抗患者的哮喘加重程度和严重程度较少,生活质量有更大的改善[72]。

本瑞利珠单抗注射液为抗 IL-5 受体(IL-5R)单克隆抗体,直接作用于嗜酸性粒细胞表面的 IL-5Rα,不仅阻碍 IL-5 与嗜酸性粒细胞结合,还可通过抗体依赖的细胞毒作用直接快速地清除嗜酸性粒细胞。国外开展的 SIROCCO 和 CALIMA 两项随机、双盲、平行组、安慰剂对照、多中心Ⅲ期临床研究,评估了本瑞利珠单抗在重度嗜酸性粒细胞性哮喘患者中的疗效和安全性。研究结果显示,本瑞利珠单抗可使年化哮喘加重率显著降低 51%($P<0.000\ 1$),使支气管扩张剂使用前 FEV_1 提升 159ml($P<0.01$),同时还观察到哮喘症状显著改善($P<0.05$)[73]。CALIMA 研究结果显示,可使年化哮喘加重率显著降低 36%($P<0.000\ 1$),使支气管扩张剂使用前 FEV_1 提升 125ml($P<0.01$)[74]。此外,国外开展的 SHAMAL 研究和 PONENTE 研究发现,证实本瑞利珠单抗在减少 ICS 维持治疗用量和 OCS 用量上均有明显效果,且具有安全性[75,76]。

亚太Ⅲ期数据显示,对于基线嗜酸性粒细胞水平较高(≥300μl)的哮喘患者,本瑞利珠单抗在减少急性发作频率、改善肺功能,以及减少哮喘症状方面表现出显著疗效,且安全性良好,可作为新型治疗方案选择[72],现已在中国获批用于成人和 12 岁及以上青少年重度嗜酸性粒细胞性哮喘的维持治疗[77]。

(3) 抗 IL-4Rα 单抗(度普利尤单抗):IL-4 和 IL-13 是促进 2 型炎症的重要细胞因子。IL-4 诱导 B 细胞生成 IgE,IL-13 则刺激气道杯状细胞增生、调节气道高反应性和气道重塑。度普利尤单抗通过特异性结合 IL-4 受体 α 亚基(IL-4Rα),阻断这两种细胞因子的信号传导,从而减少炎症反应。度普利尤单抗不仅在治疗重度哮喘中显示出显著疗效,还被批准用于治疗特应性皮炎、慢性鼻窦炎伴鼻息肉和嗜酸性食管炎[70]。

度普利尤单抗是一种人源化单克隆抗体,专门针对 IL-4 受体的 α 亚基设计。该药物作为已接受 ICS 和 LABA 治疗但仍未控制病情的 12 岁以上哮喘患者的附加治疗,每 2 周皮下注射一次。标准剂量为 600/400mg(对于 12~17 岁或体重低于 60kg 的患者),维持剂量为 300/200mg。在肝或肾衰竭的情况下,无减少剂量建议[70]。

在临床试验中,度普利尤单抗显著降低了哮喘恶化率、延长了恶化发生时间,并改善了哮喘症状。最常见的不良反应包括注射部位反应(13%~26%)和上呼吸道感染(33%~41%),这些不良反应与安慰剂组相比差异不大。研究结果表明,度普利尤单抗不仅能有效改善重度哮喘患者的病情,还能显著提高其生活质量[69]。一项中国真实世界研究了哮喘患者中度普利尤单抗的疗效,并提出了一种预测超级反应者的工具,显示经 4 个月度普利尤单抗治疗后,患者症状、炎症指标和肺功能均显著改善,几乎一半的患者达到了超级反应者标准,预测模型显示发病年龄较早(<42 岁)和中等偏高的 FeNO 水平(25~50ppb)与超级反应者密切相关[78]。度普利尤单抗可能会诱导高嗜酸性粒细胞增多症,但研究表明尽管治疗早期存在血嗜酸性粒细胞升高,随着治疗的推进,血液嗜酸性粒细胞水平逐渐恢复正常,支

持度普利尤单抗的长期安全性[79]。

3. 中医药治疗

重度哮喘在中医中属于"哮证"或"喘证"范畴,学者通过多年临床观察,创制具有祛风解痉、宣肺化痰平喘作用的黄龙疏喘汤,主要药物包括麻黄、杏仁、地龙、白果、紫苏子、白芍、石菖蒲和五味子等,对治疗重度哮喘效果显著[80]。八味沉香散治疗重度哮喘的疗效,结合集束化护理,可有效改善肺功能,降低并发症发生率,提升患者生活质量[81]。秦欣欣等基于"肾阳虚、肺络热"的诊治思路,采用二仙汤和青蒿鳖甲汤合生脉饮等中药治疗重度哮喘患者,降低糖皮质激素依赖,提高治疗效果[82]。这些研究受个人知识体系及临床经验的影响,归纳的内容和适用范围不尽相同,使得治疗经验较难理解和应用,限制中医诊疗优势的发挥。

(二)非药物治疗

手术治疗

支气管热成形术(bronchial thermoplasty,BT)于 2014 年在我国被批准用于治疗重度哮喘[83]。BT 是一种通过支气管镜介导的非药物治疗技术,能够减少气道平滑肌(airway smooth muscle,ASM)的数量,降低 ASM 的收缩力,从而改善哮喘控制水平,提高患者生活质量,并减少药物使用[84]。多项国内外研究证实了 BT 的有效性和安全性,术后 5 年随访显示其效果持续,无明显远期并发症,HRCT 未见显著肺部结构改变[85]。最新研究显示,BT 在术后 10 年以上依然能减少哮喘严重发作,降低急诊和住院率,改善生活质量,且具有良好安全性,极少数患者出现轻度支气管扩张。

BT 术后短期内可能增加哮喘恶化风险和呼吸道不良事件,如呼吸困难、咳嗽、咳痰、咯血、上呼吸道感染、肺炎、肺不张、发热和头痛等,但这些症状通常在 7 天内自行缓解或经对症治疗缓解[86-88]。尽管 BT 作为一种新型哮喘治疗技术,属于创伤较小的侵入性治疗,与生物制剂等其他治疗方法相比,未根据哮喘详细亚型进行手术治疗方案区分,目前主要用于严重非嗜酸性哮喘患者,或作为对生物制剂没有反应的患者的二线选择[89],在我国仍处于初级应用阶段,长期并发症、适用人群选择及极重度哮喘患者的有效性和安全性仍需大规模随机对照试验验证。

BT 的适应证包括:①重度哮喘,中高剂量 ICS+LABA 治疗后仍难以控制;②中高剂量 ICS+LABA 治疗有效但因严重不良反应无法坚持足够剂量的药物治疗;③糖皮质激素依赖或抵抗的重度哮喘患者。

绝对禁忌证包括:①装有起搏器、内部除颤仪或其他植入式电子设备;②过去 6 周内的急性心肌梗死;③不适合进行支气管镜检查的严重心脏和肺部疾病;④对支气管镜检查所需麻醉剂过敏;⑤活动性出血和凝血功能障碍;⑥之前接受过 BT 治疗。

相对禁忌证包括:①无法停用抗凝血剂和抗血小板药物;②不受控制的哮喘严重损害肺功能;③近乎致命的哮喘史;④其他不受控制的合并症[85]。

(三) 常规护理

1. 患者教育

患者教育是哮喘护理之基石。教育内容包括哮喘基本知识、触发因素识别、药物及各种吸入剂型的正确使用方法以及急性发作应对策略。研究表明,系统宣教可以显著改善哮喘控制水平。数据显示,接受宣教的哮喘患者中有 80% 能够正确使用吸入器,而未经教育的患者只有 50% 能够正确使用吸入器[90]。

2. 自我管理计划

制订个性化自我管理计划是提高患者自我管理能力的重要步

骤。自我管理计划通常包括每日哮喘控制措施、急性发作处理方法以及定期病情监测。一项长期研究表明,实施自我管理计划的哮喘患者急性发作的频率减少了 30%,住院率降低了 50%[91]。

3. 心理社会支持

心理社会支持对于哮喘患者护理至关重要。哮喘患者常面临较高心理压力和焦虑,不利于疾病控制。提供心理支持和咨询服务有助于协助患者应对心理压力,从而改善整体健康状况。研究显示,接受心理支持的哮喘患者在 6 个月后症状评分显著下降,生活质量评分显著上升[92]。

4. 定期随访及评估

定期随访和评估是确保护理质量和治疗效果的重要措施。通过定期随访,医务人员可对患者病情变化进行实时监测,及时调整治疗方案,协助患者应对疾病及制定个性化管理措施,接受季度随访的哮喘患者,其急性发作率比未随访患者低 25%[93]。

5. 社区和家庭支持

社区和家庭支持是哮喘护理中的重要环节。社区健康教育项目和家庭护理计划可以为患者提供额外支持和资源,参与社区支持项目的哮喘患者,其用药依从性提高 40%,急性发作频率减少 20%[94]。

通过整合患者教育、自我管理计划、心理社会支持、定期随访和社区支持,哮喘患者能够获得更加全面有效的护理,有助于改善健康结局和生活质量。

四、小　　结

重度哮喘评估、诊断与治疗近年来取得进展,医疗资源和公众健康意识的提升使得更多患者得到及时诊断和规范治疗。但仍存在一些问题,如基层医疗水平不均,导致部分患者未能获得准确诊断和管理;患者对哮喘认识不足,遵医行为差,影响疾病控制;环境污染和生活方式变化加剧了发病率。未来应加强基层医疗能力、提高患者依从性,并关注环境治理,以改善重度哮喘的管理和患者生活质量。

参 考 文 献

[1] DINAKAR C,CHIPPS BE.SECTION ON ALLERGY AND IMMUNOLOGY; SECTION ON PEDIATRIC PULMONOLOGY AND SLEEP MEDICINE. Clinical Tools to Assess Asthma Control in Children[J]. Pediatrics,2017,139 (1):e20163438.

[2] 蒋静,李雪梅,石瑾,等.TRACK 与 C-ACT 评分在儿童哮喘管理中的价值评估[J]. 重庆医科大学学报,2024,49(07):865-870.

[3] 贺苗,董菊,吴萍萍,等. 儿童哮喘控制与家庭功能及家庭管理方式的相关性[J]. 中国学校卫生,2019,40(10):1573-1576.

[4] Stanford University School of Medicine, Center for Education and Research in Cardiology(CERC).(n.d.). Asthma Management Protocol[Clinical protocol]. Retrieved from https://med.stanford.edu/cerc.

[5] RAJVANSHI N,KUMAR P,GOYAL JP. Global Initiative for Asthma Guidelines 2024:An Update[J]. Indian Pediatr,2024,61(8):781-786.

[6] KIM LHY,SALEH C,WHALEN-BROWNE A,et al. Triple vs Dual Inhaler Therapy and Asthma Outcomes in Moderate to Severe Asthma:A systematic review and meta-analysis[J].JAMA,2021,325(24):2466-2479.

[7] YANG C L,HICKS E A,MITCHELL P,et al. 2021 Canadian Thoracic Society Guideline-A focused update on the management of very mild and mild asthma [J]. Canadian Journal of Respiratory,Critical Care,and Sleep Medicine,2021, 5(4),205-245.

[8] YANG CL,ZYSMAN-COLMAN Z,CHÉTRIT E,et al. The management of very mild and mild asthma in preschoolers,children,and adolescents[J]. Paediatr Child Health,2024,29(2):122-132.

[9] AZIZ DA,SAJJAD MA,ASAD A. Global Initiative for Asthma(GINA) guideline:achieving optimal asthma control in children aged 6-11 years[J].

Monaldi Arch Chest Dis,2023,94(3):10.

[10] TCHEN S,VU T,FLEISCHMAN M,et al. Assessing prescriber adherence with Global Initiative for Asthma(GINA)guideline-recommended reliever therapy[J]. Intern Emerg Med,2023,18(7):2029-2036.

[11] 包婺平,林燕美,张旻. 我国支气管哮喘问卷应用现状及对策[J]. 诊断学理论与实践,2023,22(6):534-540.

[12] ONISOR MO,TURNER S. Routine FEV1 measurement is essential in diagnosis and monitoring of childhood asthma:myth or maxim?[J]. Breathe (Sheff),2023,19(2):230048.

[13] SPAHN JD,BRIGHTLING CE,O'BYRNE PM,et al. Effect of biologic therapies on airway hyperresponsiveness and allergic response:A systematic literature review[J]. J Asthma Allergy,2023,16:755-774.

[14] KYYALY MA,VOROBEVA EV,KOTHALAWALA DM,et al. MicroRNAs-a promising tool for asthma diagnosis and severity assessment:A systematic review[J]. J Pers Med,2022,12(4):543.

[15] DOMINGO C,GARCIA G,GEMICIOGLU B,et al. Consensus on mild asthma management:results of a modified Delphi study[J]. J Asthma,2023,60(1):145-157.

[16] PISANI MA,FRIESE RS,GEHLBACH BK,et al. Sleep in the intensive care unit[J]. Am J Respir Crit Care Med,2015,191(7):731-738.

[17] BOUSQUET J,CABRERA P,BERKMAN N,et al. The effect of treatment with omalizumab,an anti-IgE antibody,on asthma exacerbations and emergency medical visits in patients with severe persistent asthma[J]. Allergy,2005,60(3):302-308.

[18] HUMBERT M,BEASLEY R,AYRES J,et al. Benefits of omalizumab as add-on therapy in patients with severe persistent asthma who are inadequately controlled despite best available therapy(GINA 2002 step 4 treatment):INNOVATE[J]. Allergy,2005,60(3):309-316.

[19] ORTEGA HG,LIU MC,PAVORD ID,et al. Mepolizumab treatment in patients with severe eosinophilic asthma[J]. N Engl J Med,2014,371(13):1198-1207.

[20] BEL EH,WENZEL SE,THOMPSON PJ,et al. Oral glucocorticoid-sparing effect of mepolizumab in eosinophilic asthma[J]. N Engl J Med,2014,371(13):1189-1197.

[21] 中华医学会呼吸病学分会哮喘学组,中国哮喘联盟. 重症哮喘诊断与处

理中国专家共识[J].中华结核和呼吸杂志,2017,40(11):813-829.

[22] NAKAJIMA T,NAGANO T,NISHIMURA Y. Retrospective Analysis of the Starting Dose of Combined ICS/LABA for Co μgh-variant Asthma and Co μgh-predominant Asthma[J]. In Vivo,2022,36(2):949-953.

[23] BERNSTEIN JA,VIRCHOW JC,MURPHY K,et al. Effect of fixed-dose subcutaneous reslizumab on asthma exacerbations in patients with severe uncontrolled asthma and corticosteroid sparing in patients with oral corticosteroid-dependent asthma:results from two phase 3,randomised, double-blind,placebo-controlled trials[J]. Lancet Respir Med,2020,8(5): 461-474.

[24] ANSARI SF,MEMON M,KUMAR R,et al. Risk Factors Associated With Frequent Acute Exacerbations of Asthma[J]. Cureus,2020,12(10):e11090.

[25] TAJES-GONZÁLEZ YM,GULÍN-DÁVILA J,Castellano-Copa P. Inhalation technique assessment and evaluation for the need of pharmaceutical intervention in respiratory pathologies patients. Evaluación de la técnica inhalatoria yvaloración de la necesidad de intervención farmacéutica en pacientes con patología respiratoria[J]. Farm Hosp,2019,43(6):202-207.

[26] NTALIANIS V,FAKOTAKIS ND,NOUSIAS S,et al. Deep CNN Sparse Coding for Real Time Inhaler Sounds Classification[J]. Sensors(Basel), 2020,20(8):2363.

[27] PARK LG,HOWIE-ESQUIVEL J,DRACUP K. Electronic measurement of medication adherence[J]. West J Nurs Res,2015,37(1):28-49.

[28] 李端芳,蔡丽萍,陈蕴光,等.真菌致敏哮喘患者的临床特征[J].广东医学,2017,38(2):214-216.

[29] PATEL GB,PETERS AT. Comorbidities associated with severe asthma[J]. J Precis Respir Med,2019,2(1):5-9.

[30] CAVIGLIA AG. Asthma in the elderly:β-adrenergic receptor blockers may worsen,β-receptor agonists relieve(with caveats)[J]. J Allergy Clin Immunol,2011,127(6):1639.

[31] CHA J,CHOI S. Gene-smoking interaction analysis for the identification of novel asthma-associated genetic factors[J]. Int J Mol Sci,2023,31;24(15): 12266.

[32] MUKHERJEE AB,ZHANG Z. Allergic asthma:influence of genetic and environmental factors[J]. J Biol Chem,2011,286(38):32883-32889.

[33] ONG MS,SORDILLO JE,DAHLIN A,et al. Machine learning prediction of

treatment response to inhaled corticosteroids in asthma[J]. J Pers Med, 2024, 14(3):246.

[34] DONOVAN GM, LANGTON D, NOBLE PB. Phenotype- and patient-specific modelling in asthma: Bronchial thermoplasty and uncertainty quantification [J]. J Theor Biol, 2020, 501:110337.

[35] IJAZ HM, CHOWDHURY W, LODHI MU, et al. A Case of Persistent Asthma Resistant to Available Treatment Options: Management Dilemma[J]. Cureus, 2019, 11(3):e4194.

[36] TSAI M J, WU PH, SHEU CC, et al. Corrigendum: Cysteinyl Leukotriene Receptor Antagonists Decrease Cancer Risk in Asthma Patients[J]. Scientific Reports, 2016, 6:23979.

[37] 牛小群, 李永霞, 董昭兴, 等. 支气管哮喘患者血清中 IL-5、Cys-LTs 水平 [J]. 中国老年学杂志, 2013, 33(22):5701-5703.

[38] 李丽, 李敏. 白三烯受体拮抗剂对哮喘气道重塑及 Th17 细胞/CD4~+CD25~+调节性 T 细胞表达的影响[J]. 临床儿科杂志, 2014, 32(8):789-792.

[39] The ENFUMOSA cross-sectional European multicentre study of the clinical phenotype of chronic severe asthma. European Network for Understanding Mechanisms of Severe Asthma[J]. The European Respiratory Journal, 2003, 22(3):470-477.

[40] HEANEY L G, BRIGHTLING C E, MENZIES-GOW A, et al. Refractory asthma in the UK: cross-sectional findings from a UK multicentre registry[J]. Thorax, 2010, 65(9):787-794.

[41] ELIXHAUSER A, OWENS P. Adverse Dr μg Events in U.S. Hospitals, 2004. In Healthcare Cost and Utilization Project(HCUP) Statistical Briefs. Rockville (MD).2006. Agency for Healthcare Research and Quality(US), 2006.

[42] LEFEBVRE P, DUH M S, LAFEUILLE M H, et al. Acute and chronic systemic corticosteroid-related complications in patients with severe asthma [J]. The Journal of Allergy and Clinical Immunology, 2015, 136(6):1488-1495.

[43] ZAZZALI J L, BRODER M S, OMACHI T A, et al. Risk of corticosteroid-related adverse events in asthma patients with high oral corticosteroid use[J]. Allergy and Asthma Proceedings, 2015, 36(4):268-274.

[44] LEFEBVRE P, DUH M S, LAFEUILLE M H, et al. Burden of systemic glucocorticoid-related complications in severe asthma[J]. Current Medical

Research and Opinion,2017,33(1):57-65.

[45] 谢文峰,郑东升.长效 β 受体激动剂联合吸入性糖皮质激素治疗重症哮喘的临床分析[J].中国社区医师,2019,35(21):57,59.

[46] CHUNG K F,WENZEL S E,BROZEK J L,et al. International ERS/ATS guidelines on definition,evaluation and treatment of severe asthma[J]. The European Respiratory Journal,2014,43(2):343-373.

[47] MANSUR A H,AFRIDI L,SULLIVAN J,et al. Continuous terbutaline infusion in severe asthma in adults:a retrospective study of long-term efficacy and safety[J]. The Journal of Asthma:Official Journal of the Association for the Care of Asthma,2014,51(10):1076-1082.

[48] 赵宁生.重症哮喘发病机制及靶向治疗的研究现状与进展[J/CD].现代医学与健康研究电子杂志,2023,7(14):127-130.

[49] KERSTJENS H A M,ENGEL M,DAHL R,et al. Tiotropium in asthma poorly controlled with standard combination therapy[J]. The New England Journal of Medicine,2012,367(13):1198-1207.

[50] KERSTJENS H A M,DISSE B,SCHRÖDER-BABO W,et al. Tiotropium improves lung function in patients with severe uncontrolled asthma:a randomized controlled trial[J]. The Journal of Allergy and Clinical Immunology,2011,128(2):308-314.

[51] PLAZA V,DOMÍNGUEZ-ORTEGA J,GONZÁLEZ-SEGURA ALSINA D,et al. Comprehensive Observational Study in a Large Cohort of Asthma Patients after Adding LAMA to ICS/LABA[J]. Pharmaceuticals,2023,16(11):1609.

[52] LEE L A,BAILES Z,BARNES N,et al. Efficacy and safety of once-daily single-inhaler triple therapy(FF/UMEC/VI)versus FF/VI in patients with inadequately controlled asthma(CAPTAIN):a double-blind,randomised,phase 3A trial[J]. The Lancet. Respiratory Medicine,2021,9(1):69-84.

[53] 崔鑫洋.茶碱类药物在支气管哮喘治疗中的合理应用[J].中国医药指南,2021,19(20):38-39.

[54] 金明,朱海玲,李任翔,等.抗白三烯治疗对重症哮喘患者肺功能和炎症细胞因子水平的影响[J/CD].中华肺部疾病杂志(电子版),2018,11(2):214-216.

[55] CHEN X,KANG Y B,WANG L Q,et al. Addition to inhaled corticosteroids of leukotriene receptor antagonists versus theophylline for symptomatic asthma:a meta-analysis[J]. Journal of Thoracic Disease,2015,7(4):644-652.

[56] MILIGKOS M,BANNURU R R,ALKOFIDE H,et al. Leukotriene-

receptor antagonists versus placebo in the treatment of asthma in adults and adolescents:a systematic review and meta-analysis[J]. Annals of Internal Medicine,2015,163(10):756-767.

[57] CUTRONEO P M,ARZENTON E,FURCI F,et al. Safety of Biological Therapies for Severe Asthma:An Analysis of Suspected Adverse Reactions Reported in the WHO Pharmacovigilance Database[J]. Biodrugs,2024,38 (3):425-448.

[58] W B,J C,BQ L,et al. Omalizumab,anti-IgE recombinant humanized monoclonal antibody,for the treatment of severe allergic asthma[J]. J Allergy Clin Immunol. 2001;108(2):184-190.

[59] HANANIA N A,ALPAN O,HAMILOS D L,et al. Omalizumab in severe allergic asthma inadequately controlled with standard therapy:a randomized trial[J]. Annals of Internal Medicine,2011,154(9):573-582.

[60] NORMANSELL R,WALKER S,MILAN S J,et al. Omalizumab for asthma in adults and children[J]. The Cochrane Database of Systematic Reviews,2014, 2014(1):CD003559.

[61] NAMAZY J,CABANA M D,SCHEUERLE A E,et al. The Xolair Pregnancy Registry (EXPECT):the safety of omalizumab use during pregnancy[J]. The Journal of Allergy and Clinical Immunology,2015,135(2):407-412.

[62] LI J,KANG J,WANG C,et al. Omalizumab improves quality of life and asthma control in Chinese patients with moderate to severe asthma:a randomized phase Ⅲ study[J]. Allergy Asthma Immunol Res,2016,8(4):319-328.

[63] 蔡慧,朱桂萍,宋惜夕,等. 重度哮喘应用奥马珠单抗长期治疗及其减量方案疗效[J]. 中华临床免疫和变态反应杂志,2022,16(4):343-350.

[64] 朱桂萍,蔡慧,曾莹莹,等. 奥马珠单抗3年长疗程治疗重度激素依赖型过敏性哮喘的疗效及安全性[J]. 复旦学报(医学版),2023,50(1):1-7.

[65] 张清. 奥马珠单抗治疗重度哮喘患者的生物标志物和对免疫细胞的影响[D]. 北京. 北京协和医学院,2022.

[66] LI J,YANG J,KONG L,et al. Efficacy and safety of omalizumab in patients with moderate-to-severe asthma:An analytic comparison of data from randomized controlled trials between Chinese and Caucasians[J]. Asian Pac J Allergy Immunol,2022,40(3):223-231.

[67] FALA L. Nucala (Mepolizumab):First IL-5 Antagonist Monoclonal Antibody FDA Approved for Maintenance Treatment of Patients with Severe Asthma[J]. American Health & Dr μg Benefits,2016,9(Spec Feature):106.

［68］钟思雨,田燕,肖桂荣,等.美泊利单抗适应证研究进展［J］.中国药业, 2022,31(13):128-133.

［69］AGACHE I,BELTRAN J,AKDIS C,et al. Efficacy and safety of treatment with biologicals (benralizumab,dupilumab,mepolizumab,omalizumab and reslizumab) for severe eosinophilic asthma. A systematic review for the EAACI Guidelines-recommendations on the use of biologicals in severe asthma［J］. Allergy,2020,75(5):1023-1042.

［70］RIDOLO E,PUCCIARINI F,NIZI M C,et al. Mabs for treating asthma: omalizumab,mepolizumab,reslizumab,benralizumab,dupilumab［J］. Human Vaccines & Immunotherapeutics,16(10):2349-2356.

［71］CHEN R,WEI L,DAI Y,et al. Efficacy and safety of mepolizumab in a Chinese population with severe asthma:a phase Ⅲ,randomised,double-blind, placebo-controlled trial［J］. ERJ Open Res,2024,10(3):750-2023.

［72］LUGOGO N,DOMINGO C,CHANEZ P,et al. Long-term Efficacy and Safety of Mepolizumab in Patients With Severe Eosinophilic Asthma:A Multi-center, Open-label,Phase Ⅲb Study［J］. Clinical Therapeutics,2016,38(9):2058- 2070.

［73］BLEECKER ER,FITZGERALD JM,CHANEZ P,et al. Efficacy and safety of benralizumab for patients with severe asthma uncontrolled with high-dosage inhaled corticosteroids and long-acting β2-agonists (SIROCCO):a randomised,multicentre,placebo-controlled phase 3 trial［J］. Lancet,2016, 388(10056):2115-2127.

［74］FITZGERALD JM,BLEECKER ER,NAIR P,et al. Benralizumab,an anti-interleukin-5 receptor α monoclonal antibody,as add-on treatment for patients with severe,uncontrolled,eosinophilic asthma (CALIMA):a randomised, double-blind,placebo-controlled phase 3 trial［J］. Lancet,2016,388(10056): 2128-2141.

［75］JACKSON DJ,HEANEY LG,HUMBERt M,et al. Reduction of daily maintenance inhaled corticosteroids in patients with severe eosinophilic asthma treated with benralizumab (SHAMAL):a randomised,multicentre, open-label,phase 4 study［J］. Lancet,2024,403(10423):271-281.

［76］MENZIES-GOW A,GURNELL M,HEANEY LG,et al. Oral corticosteroid elimination via a personalised reduction algorithm in adults with severe, eosinophilic asthma treated with benralizumab (PONENTE):a multicentre, open-label,single-arm study［J］. Lancet Respir Med,2022,10(1):47-58.

［77］LAI K,SUN D,DAI R,et al. Other investigators；Astra Zenenca；Clin Choice. Benralizumab efficacy and safety in severe asthma：A randomized trial in Asia ［J］. Respir Med,2024,1：107611.

［78］李春晓,张敏,熊庄莉,等. 本瑞利珠单抗治疗严重哮喘的研究现状［J］. 中国临床药理学杂志,2018,34(8)：996-999.

［79］CHEN X,LUO H,YAN W,et al. Real-world effectiveness and predictors of super-responders to dupilumab in a Chinese uncontrolled asthma cohort［J］. Allergy Asthma Proc,2024,45(1)：e14-e22.

［80］LI Y,DENG Z,WEN J,et al. Efficacy of dupilumab and risk factors for dupilumab-induced hypereosinophilia in severe asthma：a preliminary study from China［J］. Ann Med,2024,56(1)：2311843.

［81］赖芳,翁燕娜,张燕,等. 国医大师晁恩祥教授防治重症支气管哮喘经验总结［J］. 中国中医急症,2015,24(10)：1767-1768.

［82］马欢欢. 集束化护理在蒙药八味沉香散治疗重症支气管哮喘中的应用分析［J］. 中国民族医药杂志,2021,27(5)：67-68.

［83］秦欣欣,吴华阳,王建云,等. 基于"肾阳虚、肺络热"探析重症哮喘的诊治思路［J］. 北京中医药,2022,41(2)：157-159.

［84］李时悦. 规范开展支气管热成形术［J］. 中华结核和呼吸杂志,2016,39(3)：166-168.

［85］梁志狮,刘雪霞. 支气管热成型术治疗难治性哮喘的临床效果［J］. 慢性病学杂志,2020,21(10)：1504-1506.

［86］LIN J,NONG Y,YANG D,et al. Chinese consensus statement on standard procedure and perioperative management of bronchial thermoplasty［J］. Journal of Thoracic Disease,2017,9(12)：5507-5514.

［87］KOSHY K,SHA J,BENNETTS K,et al. Safety of delivering bronchial thermoplasty in two treatment sessions［J］. Respiratory Research,2021,22：307.

［88］MADAN K,SURI T M,MITTAL S,et al. A Multicenter Study on the Safety and Efficacy of Bronchial Thermoplasty in Adults with Severe Asthma［J］. Lung India：Official Organ of Indian Chest Society,2021,38(6)：524-528.

［89］VIJAYAN K,KARAKATTU S M,BANSAL A,et al. Immediate complications and flow volume changes during treatment phases of bronchial thermoplasty：a single-center descriptive study［J］. The Journal of Asthma：Official Journal of the Association for the Care of Asthma,2022,59(7)：1433-1437.

［90］WU S,LI S,ZHANG P,et al. Recent advances in bronchial thermoplasty for severe asthma：a narrative review［J］. Annals of Translational Medicine，2022，10（6）：370.

［91］SCULLION J. The Nurse Practitioners' Perspective on Inhaler Education in Asthma and Chronic Obstructive Pulmonary Disease［J］. Can Respir J，2018，2018：2525319.

［92］MORRISON D，WYKE S，AGUR K，et al. Digital asthma self-management interventions：a systematic review［J］. J Med Internet Res，2014，16（2）：e51.

［93］MITCHELL RB，ARCHER SM，ISHMAN SL，et al. Clinical Practice Guideline：Tonsillectomy in Children（Update）-Executive Summary［J］. Otolaryngol Head Neck Surg，2019，160（2）：187-205.

［94］陈淑云. 心理护理与健康教育对支气管哮喘患者生活质量的影响［J］. 中国医药指南，2018，16（26）：239.

5

第五部分

经济负担

一、我国重度哮喘治疗费用

（一）我国重度哮喘治疗费用总量

利用全国卫生费用核算数据及近 3 万家医疗卫生机构监测数据，对我国重度哮喘治疗费用（包括门诊费用和住院费用）进行核算。核算结果显示，2020 年，我国重度哮喘治疗费用总量为 18.4 亿元，约占哮喘治疗费用的四分之一，占慢性呼吸系统疾病治疗费用的 1.2%，占所有疾病治疗费用的 0.04%。从服务功能构成看，重度哮喘疾病治疗费用包括门诊费用与住院费用，其中住院费用为 16.0 亿元，占治疗费用的 87%；门诊费用为 2.4 亿元，占治疗费用的 13%（表 5-1，图 5-1，图 5-2）。

表 5-1　2020 年我国重度哮喘治疗费用

	门诊费用	住院费用	治疗费用
重度哮喘费用/万元	23 683.01	160 042.9	183 725.9
哮喘费用/万元	385 894.9	349 495.3	735 390.2
占哮喘费用比重/%	6.14	45.79	24.98
占所有疾病费用比重/%	0.01	0.06	0.04

（二）我国重度哮喘治疗费用人群分布

从年龄构成看，我国重度哮喘治疗费用超七成发生在 45~79 岁人群，60 岁以上人群消耗 35% 的门诊费用、50% 的住院费用。具体看，45~49 岁、50~54 岁、55~59 岁、60~64 岁、65~69 岁、70~74 岁和 75~79 岁七个年龄组人群，重度哮喘疾病的治疗费用分别占 8.31%、11.08%、11.86%、10.83%、12.82%、9.28%、6.89%（图 5-3，图 5-4）。

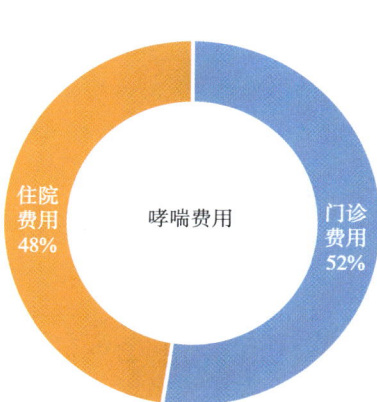

图 5-1 2020 年我国哮喘疾病治疗费用服务功能构成

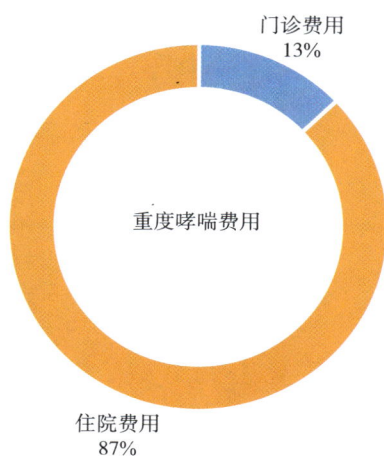

图 5-2 2020 年我国重度哮喘疾病治疗费用服务功能构成

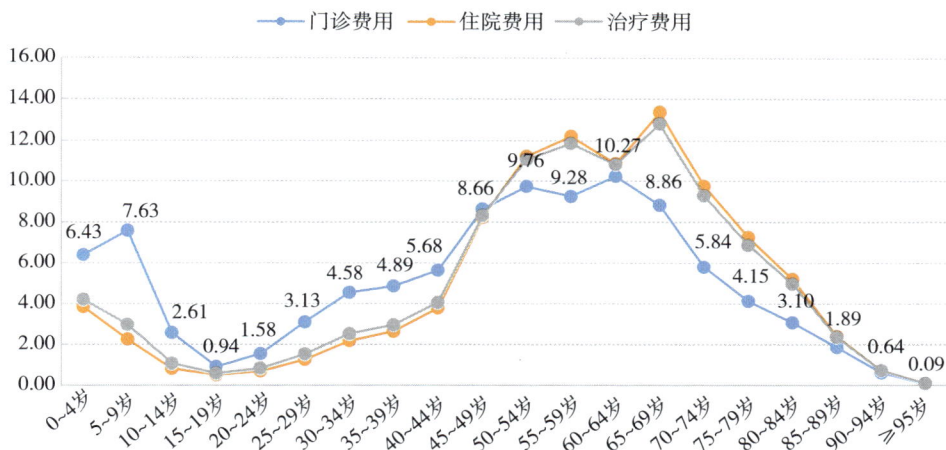

图 5-3 2020 年我国重度哮喘疾病治疗费用年龄占比

（三）我国重度哮喘治疗费用的机构流向

从机构流向看，我国重度哮喘治疗费用超六成发生在综合医院（11.7 亿元），其次是中医类医院、基层医疗卫生机构（包括社区

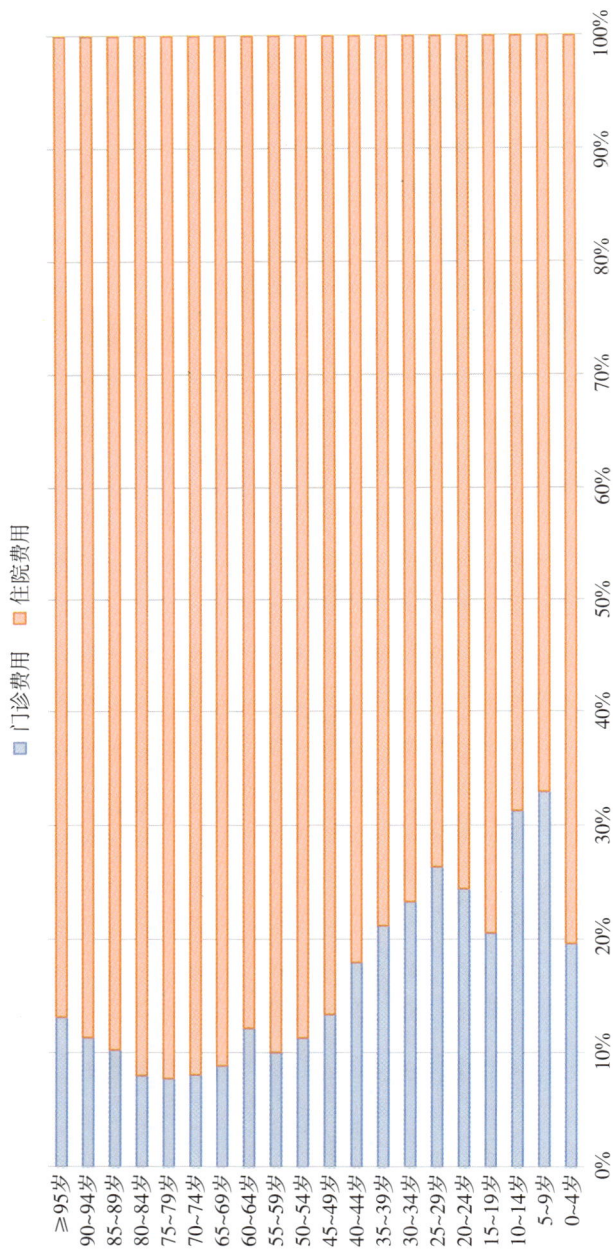

图 5-4　2020 年我国重度哮喘疾病门诊费用和住院费用年龄分布占比

卫生服务中心和乡镇卫生院)、专科医院和公共卫生机构(包括妇
幼保健机构、专科疾病防治机构),占比分别为 64%、16%、15%、4%
和 1%。从级别看,综合医院治疗费用中省级、市级、区县级的构成
比为 19∶32∶49;中医院治疗费用中省级、市级、区县级的构成比为
21∶28∶50(图 5-5)。

从服务功能看,重度哮喘门诊费用和住院费用均超六成发生在
综合医院,分布与治疗费用的基本一致(图 5-6,图 5-7)。

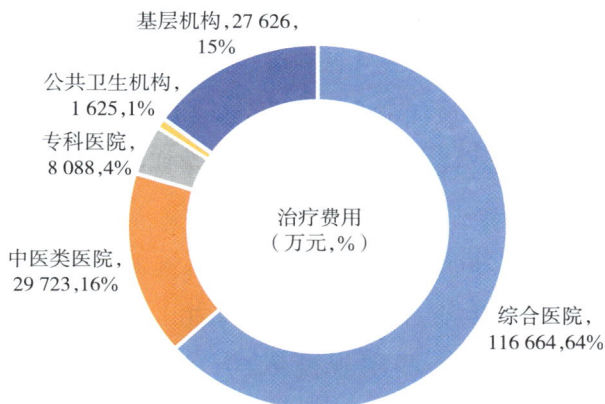

基层机构,27 626,15%
公共卫生机构,1 625,1%
专科医院,8 088,4%
中医类医院,29 723,16%
治疗费用(万元,%)
综合医院,116 664,64%

图 5-5　2020 年我国重度哮喘治疗费用机构流向分布

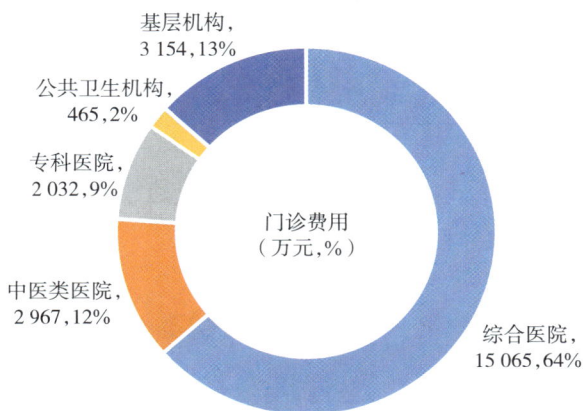

基层机构,3 154,13%
公共卫生机构,465,2%
专科医院,2 032,9%
中医类医院,2 967,12%
门诊费用(万元,%)
综合医院,15 065,64%

图 5-6　2020 年我国重度哮喘门诊费用机构流向分布

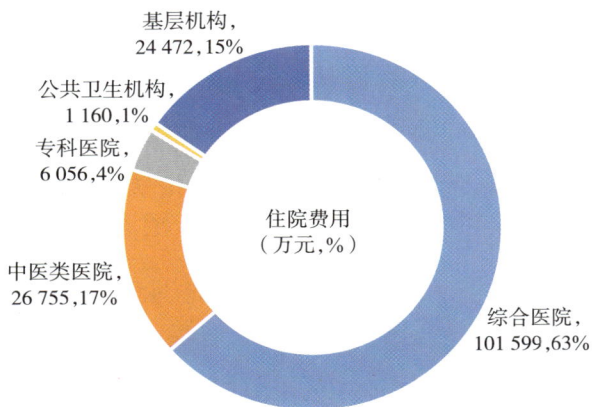

基层机构,
24 472,15%

公共卫生机构,
1 160,1%

专科医院,
6 056,4%

住院费用
(万元,%)

中医类医院,
26 755,17%

综合医院,
101 599,63%

图 5-7   2020 年我国重度哮喘住院费用机构流向分布

二、我国重度哮喘治疗费用的筹资构成

从筹资构成看,重度哮喘治疗费用主要依靠社会医疗保险和政府方案,其次为个人卫生支出(家庭支出)和自愿筹资(包括商业健康保险、社会捐赠等),费用规模依次为 9.4 亿元、3.7 亿元、3.3 亿元、2.0 亿元。在重度哮喘疾病治疗费用中的占比分别为 51.05%、20.06%、17.89%、11.00%(表 5-2)。

表 5-2   2020 年我国重度哮喘治疗费用筹资构成

单位:万元

服务类别	政府方案	社会医疗险	自愿筹资	个人卫生支出	合计
治疗费用	36 859.9	93 796.4	20 203.3	32 866.4	183 726.0
门诊费用	1 814.1	9 797.0	318.4	11 753.6	23 683.1
住院费用	35 045.8	83 999.5	19 884.9	21 112.8	160 042.9

2020 年,我国重度哮喘治疗费用消耗当年基本医保资金 9 亿元,其中住院费用 8.2 亿元,门诊费用 0.8 亿元。具体看,重度哮喘住院

治疗服务花费了 4.9 亿元的居民基本医疗保险基金,3.2 亿元的职工基本医疗保险基金;重度哮喘门诊治疗服务花费了 0.6 亿元的职工基本医疗保险基金,0.1 亿元的居民基本医疗保险基金(图 5-8)。

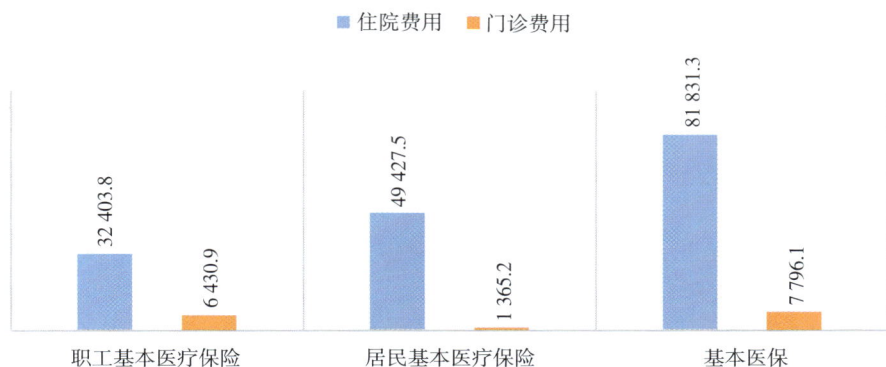

■ 住院费用　■ 门诊费用

图 5-8　2020 年重度哮喘基本医保补偿构成(万元)

三、我国重度哮喘宏观经济负担

(一)我国重度哮喘经济负担总规模

2020 年我国重度哮喘经济负担总量为 248.32 亿元,相当于当年 GDP 的 0.02%。其中,直接经济负担明显低于间接经济负担。2020 年,我国重度哮喘直接经济负担为 18.37 亿元,占经济负担总量的 7.40%;间接经济负担为 229.95 亿元,占总量的 92.60%。直接经济负担中,以重度哮喘治疗费用为主(18.37 亿元),占经济负担总量的 7.40%。间接经济负担包括重度哮喘伤残所致经济负担和早死所致的经济负担,伤残所致的经济负担较高,为 194.32 亿元,占总量的 78.25%;早死所致的经济负担为 35.63 亿元,占总量的 14.35%(表 5-3)。

表 5-3　2020 年我国重度哮喘疾病经济负担

主要指标	绝对值/亿元	占比/%
经济负担	248.32	100.00
直接经济负担	18.37	7.40
治疗费用	18.37	7.40
门诊费用	2.37	0.95
住院费用	16.00	6.45
间接经济负担	229.95	92.60
伤残所致经济负担	194.32	78.25
早死所致经济负担	35.63	14.35

（二）重度哮喘经济负担的年龄构成

从年龄分布看,2020 年我国重度哮喘总经济负担和间接经济负担的年龄分布较为接近,其中间接经济负担最高的是 50~54 岁年龄组,占比 17.27%;直接经济负担最高的是 65~59 岁年龄组,占比 12.82%（图 5-9）。

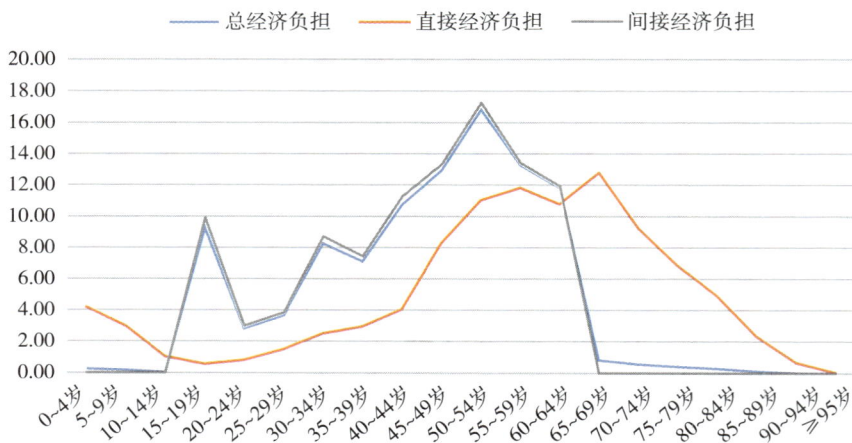

图 5-9　2020 年我国重度哮喘经济负担年龄分布（%）

四、我国重度哮喘患者经济负担

从个体层面看,重度哮喘治疗给家庭或个体带来医疗经济负担,同时,也因影响患者健康状态,带来生产力损失和相应收入水平下降。生产力损失包括旷工(因健康而缺勤的百分比)、出勤率(因健康而在工作中遭受的损害的百分比)、整体工作障碍(旷工和出勤相结合)和活动障碍(因健康导致的日常活动受损的百分比)[1]。

一项全国性哮喘问卷调查发现,我国 28.6% 的就业哮喘患者报告在前一年请病假[2];一项来自澳大利亚重度哮喘网络对中国重度哮喘的横断面调查发现,14.9% 的重度哮喘患者报告旷工,59.1% 的患者报告带病出勤,旷工和带病出勤造成的生产力损失与哮喘控制较差有关[3]。相比之下,加拿大的一项前瞻性横断面研究发现,16.3% 的就业成年人报告旷工,45.7% 报告带病出勤,但他们并未发现旷工导致的生产力损失与哮喘控制有关[4]。国外一项针对 19 个国家(不包含中国)横断面调查发现,未控制的重度哮喘患者比控制的重度哮喘患者相比,报告旷工、带病出勤、整体工作障碍和活动障碍比例更高,前者约是后者的 2~3 倍[5]。

根据 2015 年中国健康保险研究协会数据库中北京、上海、天津、重庆抽样数据,重度哮喘患者平均总医疗费用为 6 782 元,住院费用占重度哮喘年度医疗费用的 80%,每名患者平均每年消耗 5 992.6 元,明显高于轻度组的 536.1 元和中度组的 622.4 元。重度哮喘严重恶化的平均医疗费用 7 992 元,是患者总平均水平的 3 倍,7% 的患者消耗了哮喘医疗支出总额的 28%[6]。重度哮喘患者的年成本为 8 313 元,住院率为 52.2%,是轻度至中度的 4.8 倍和 6.7 倍。其中,10% 的重度哮喘患者的年支出超过 17 706 元,3% 的年支出超过 30 000 元;13% 的重度哮喘患者经常出现严重加剧(≥2 次事件)的年均最高费用达到 23 037.2 元[6]。

五、小　结

　　在我国,重度哮喘不仅对患者本人造成显著的健康和心理负担,还对家庭和社会经济造成深远影响。提高公众对哮喘的认识、改善医疗资源的配置、提供心理支持和经济补助等措施,对于减轻这些负担至关重要。同时,个体化的治疗方案和全面的管理策略可以帮助患者更好地控制病情,提高生活质量,从而降低整体负担。

参 考 文 献

[1] REILLY MC,ZBROZEK AS,DUKES EM. The validity and reproducibility of a work productivity and activity impairment instrument[J]. Pharmacoeconomics, 1993,4(5):353-365.

[2] SU N,LIN J,CHEN P,et al. Evaluation of asthma control and patient's perception of asthma:findings and analysis of a nationwide questionnaire-based survey in China[J]. J Asthma,2013,50(8):861-870.

[3] WANG G,WANG F,GIBSON PG,et al. Severe and uncontrolled asthma in China:a cross-sectional survey from the Australasian Severe Asthma Network [J]. J Thorac Dis,2017,9(5):1333-1344.

[4] SADATSAFAVI M,ROUSSEAU R,CHEN W,et al. The preventable burden of productivity loss due to suboptimal asthma control:a population-based study[J]. Chest,2014,145(4):787-793.

[5] DING B,CHEN S,SRIVASTAVA D,et al. Symptom Burden,Health Status, and Productivity in Patients with Uncontrolled and Controlled Severe Asthma in NOVELTY[J]. J Asthma Allergy,2023,16:611-624.

[6] YANG X,ZHANG T,YANG X,et al. Medical resource utilization and the associated costs of asthma in China:a 1-year retrospective study[J]. BMC Pulm Med,2023,23(1):463.

6

第六部分

社区防治与公共卫生资源

一、防控政策

支气管哮喘作为全球范围内患病率持续攀升的慢性呼吸系统疾病,其疾病负担已经成为国家公共卫生防控的重点领域。国家通过多维度、多层级的政策体系构建,形成与医疗实际相契合的慢性呼吸系统疾病防控模式。

2016年发布的《"健康中国2030"规划纲要》将慢性病综合防控列入国家战略,通过加强国家慢性病综合防控示范区建设促进疾病防控工作的开展。为推动慢性病从"以治疗为中心"向"以健康为中心"转变,基于上述战略框架,2017年国务院办公厅印发的《中国防治慢性病中长期规划(2017—2025年)》创新性地将肺功能检查纳入常规检查,这一举措使肺功能筛查在国家层面全面推广。2019年国务院印发的《健康中国行动(2019—2030年)》通过控烟立法与健康环境建设等创新策略,系统性地降低呼吸系统疾病的环境风险因素,其政策效果已在京津冀地区空气质量改善与儿童哮喘发病率下降中得到初步验证。

2024年7月19日,国家卫生健康委联合其余12个部门共同发布的《慢性呼吸系统疾病防治行动实施方案(2024—2030年)》将健康宣教作为提高患者健康素养的重要举措,标志着我国哮喘防控进入个体防护、精准施策的新阶段;该方案还将生物靶向治疗可及性纳入政策目标,并建立基于医疗大数据的疾病监测预警系统,从多方面推进哮喘疾病的全国性防控。

临床指南是疾病规范化诊疗、提高治疗效果的重要依托。在哮喘疾病治疗指南的迭代上,中华医学会呼吸病学分会哮喘学组分别于2008年、2016年及2020年三次修订了《支气管哮喘防治指南》。在最新版《支气管哮喘防治指南(2020年版)》里引入表型-内型导向的精准治疗策略,推动我国哮喘控制率从 2015 年的 28.7% 提升至 2022 年的 39.6%,对于促进我国的哮喘防治工作发挥了积极作用[1]。

二、资源配置

(一)医疗资源配置优化

1. 哮喘疾病诊疗水平仍需提高

根据全球哮喘防治创议委员会定义的哮喘控制水平分级,我国城区哮喘总体控制率为 28.5%,21% 的患者未得到有效控制,边远地区和基层医院的哮喘控制率更低[2]。因此,需要合理调配医疗资源来提升哮喘疾病治疗的可及性。根据我国各级医疗卫生机构的职能,基层医疗机构重点提供哮喘早期筛查、早期治疗、健康教育和康复服务;二级医疗机构方面提供基本疾病诊疗服务。由于目前我国基层医疗机构区域发展不平衡,不同地区医疗水平与医疗条件差异较大,基层农村地区哮喘的误诊误治仍旧普遍。

2. 哮喘疾病医疗资源配置有待提升

在哮喘科室设置上,基层医院独立设置呼吸与危重症医学科的比例较低,设立哮喘亚专科的基层医疗机构占比更低;2016 年随机抽样的调查结果显示,我国超过 40% 的二级医院未设置独立的呼吸科[3]。在诊疗设备配置上,肺功能检查是诊断哮喘疾病最重要的检查手段,而部分社区基层医院对与哮喘诊治相关的医疗设备配置并不齐全。2021 年全国抽样调查显示,基层医疗卫生机构的肺功能仪可获得率为 8.94%,肺功能检查开展率为 10.82%[4]。即使经济发达的东部地区,肺功能仪配置率也未达到理想水平,如上海市仅有 20.6% 的社区卫生服务中心配备简易肺功能仪。这种资源配置失衡可导致基层哮喘误诊率的升高[5]。此外,哮喘患者的健康素养值得重点关注;上海市崇明区农村人群认知现状调查发现,被调查者对肺功能检查的知晓率仅为 4.19%,这一问题制约了哮喘患者有效地开展自我管理。

3. 需要加强医疗管理来实现同质化哮喘管理体系的建立

医联体建设是实现这一目标的重要手段。2016 年 8 月,中日友好医院牵头正式成立呼吸专科联合体(简称"专联体"),创新性地构建"1+3+N"培训体系(1 个区域中心+3 个县级医院+N 个基层机构)。2018 年国家卫生健康委发布了《呼吸学科医疗服务能力指南(2018 年版)》,明确了不同级别医疗机构呼吸学科的功能定位,指导各地加强呼吸学科医疗服务能力建设。但医联体内的同质化发展仍然需要加强内部医疗管理来实现。

(二) 社区防治

支气管哮喘作为具有显著异质性的慢性气道炎症性疾病,其长期管理效能高度依赖社区三级预防体系的构建[6]。研究表明,结构化的社区管理可降低哮喘的致残率,减少 1/3~2/3 的哮喘相关住院率、急诊就诊和非预期就医、误工/误学时间等,医生、药师、护士等组成的多学科协作模式可降低非计划就诊率。这种管理模式借助环境暴露控制、药物依从性强化及心理社会支持三维干预,显著改善患者的生活质量[7]。

深圳市构建的"哮喘防控深圳模式"对社区哮喘管理实践具有示范价值。其制定的《深圳社区健康服务机构支气管哮喘早筛和规范管理路径(试行版)》整合了 GINA 指南与基层实践智慧,形成包含 6 大核心模块(筛查、评估、干预、转诊、随访、质控)的标准化操作流程,为在深圳社会主义先行示范区早日实现哮喘"防诊控治康"做出了积极探索[8]。此外,医院-社区-家庭联动管理机制也有效减少患者支气管哮喘发病频次和再入院次数,有效改善患者肺功能并提高生活质量;此模式可以实现家庭、医院与社区的多向联动,有利于患者的自我监测、哮喘控制水平的周期性评估及药物管理[9]。

在管理技术层面,基于 PDCA 循环的全程管理策略展现出显著优势。诊前阶段通过信息收集实现症状初筛,诊中采用智能决策支持系统实现个性化方案优化,诊后依托信息技术实现实时肺功能监测。此外,需要积极落实家庭医生签约服务,持续缩小区域签约率差异的结构性矛盾,提高患者规范吸入技术掌握率。

(三)重度哮喘标准临床路径体系建设

为推进我国各级医疗机构重度哮喘诊疗的规范化管理,中国医师协会呼吸医师分会联合中华医学会呼吸病学分会哮喘分会共同发起"哮喘专病能力提升计划",该项目立足我国医疗实际,旨在实现三大核心目标:构建标准化哮喘诊疗体系,完善全流程管理机制;建立国家级哮喘临床数据库,促进循证医学研究;提高诊疗服务质量以及患者依从性,最终达成疾病全程控制目标。

在哮喘诊疗规范体系方面,国家卫生健康委 2017 年发布的《支气管哮喘(非危重)临床路径》已对支气管哮喘患者的治疗方案和入院治疗方法进行统一规范,但针对重度哮喘患者的专项临床路径尚属空白。因此,要依托哮喘专病能力提升项目,着重关注重度哮喘患者的规范化诊疗,通过制定标准化临床路径,系统规范诊断评估、分级诊疗、生物靶向治疗及全程管理方案;建立多维度质量控制指标,实现诊疗流程动态优化,最终构建符合我国患者特征的重度哮喘管理模式。

(四)医疗援助体系优化

社会性医疗服务援助能够为家庭困难的哮喘患者提供费用资助,显著提高重度哮喘患者的医疗可及性。2018 年中国初级卫生保健基金会启动的"信福速递-慢阻肺及哮喘疾病公益项目"将哮喘纳入重大慢病医疗援助范畴,为破解我国哮喘治疗依从性不足(非规范用药率达50%)、急性发作率高(年急性发作率83%)等问题提供了系统性解决方案,从而直接地减轻了患者家庭的经济负担。

该项目的实施形成了三类精准化援助机制:①基础保障机制:面向低保患者建立"1+12"阶梯援助模式,首月规范治疗后即可享受全年持续赠药;②普惠支持机制:针对非低保困难群体实施"3+1"周期援助方案,确保患者完成初期治疗后仍能获得延续性药物支持;③动态管理机制:建立开放式循环入组通道,允许患者根据病情变化多次申请援助,形成终身疾病管理闭环。该模式通过建立"治疗-援助-管理"三位一体的慢性呼吸疾病防控新模式,实现经济援助与规范治疗的双向联动。

(五) 呼吸系统疾病数字化诊疗体系构建

我国呼吸学科正在推进数字技术与临床诊疗的深度融合,探索构建覆盖全生命周期的智慧诊疗系统。基于真实世界研究,整合多模态哮喘医疗数据,实现疾病诊疗的数字化,显著提高慢性呼吸系统疾病的控制水平。

1. 建设国家级哮喘大数据平台

为了解和总结我国哮喘疾病发生发展规律,2022年国家呼吸医学中心、国家呼吸系统疾病临床医学研究中心、呼吸疾病国家重点实验室与广州呼吸健康研究院联合启动了"全新呼吸"中国哮喘患者在线登记数据库系统建设项目。截至2023年11月14日,该项目已启动管理中心103家,完成实时录入10 432例病例。通过建立基于哮喘标准病历的全国哮喘患者登记平台,以及哮喘单病种数据收集和数据库共享,积极推动哮喘临床诊治规范的制定,提升中国哮喘的诊疗水平和科研水平,也为哮喘早期干预提供新思路;基于此,可推动我国哮喘疾病基础与临床转化研究,为我国卫生和医保政策的制定提供循证参考。

2. 建立哮喘智慧管理范式

2017年国家呼吸系统疾病临床医学研究中心、中华医学会儿科学分会呼吸学组等联合推出首个适合中国哮喘患儿的"中国儿童哮喘行动计划",开启了我国哮喘患儿与国际接轨的规范治疗流程以及家庭有效控制和管理的新模式。医院利用信息系统来制定患儿的健康管理计划,患儿出院后依据管理计划进行长期自我管理,系统实时监测患儿的身体恢复情况,评估其疾病管理效果。该计划实现三级医院-社区-家庭数据互通,克服传统院外管理电话随访或家庭随访易受时间和地点影响的弊端,能够显著提高患者自我效能,从而降低急诊就诊频率[10-12]。

3. 构建哮喘管理数字化生态

以呼吸与危重症医学科(pulmonary and criticial care medicine, PCCM)规范化建设项目框架为引导,钟南山和王辰院士共同指导构建了咳喘管理中心(cough & wheezing management center, CWMC),旨在形成"呼吸生态圈",支持"筛查生态圈""咳喘诊疗生态圈"和"慢病康复生态圈"建设。该模式实现了"筛查-治疗-随访"的数字一体化:部署AI辅助诊断系统,提升咳嗽变异性哮喘检出率;优化患者门诊一体化诊疗场景设计,便捷患者连续性高效诊疗;设置专病门诊,指引反复咳嗽、咳痰、气喘、呼吸困难患者精准就诊;制定标准化的单病种检查套餐,提高呼吸慢病诊断率;搭建多学科合作模式,实现专人慢病管理和标准化随访;搭建物联网、5G、数字疗法、传感器等院内外智慧服务体系,为患者提供全生命周期的闭环医疗服务[13]。通过上述融合模式,推动我国呼吸疾病管理进入智慧医疗新纪元。

三、小　结

　　基于精准医学和数字健康的哮喘防控体系正在重构我国疾病管理新范式。我国当前在肺功能筛查和管理模式创新的经验为哮喘管理提供了重要参考。未来仍需着重解决社区防治与公共卫生资源配置的矛盾,通过优化疾病筛查、个性化疾病管理、数字化辅助以及政策支持,实现哮喘控制率的稳步上升,达到全面的哮喘管理目标。

参 考 文 献

[1] 中华医学会呼吸病学分会哮喘学组.支气管哮喘防治指南(2020年版)[J].中华结核和呼吸杂志,2020,43(12):1023-1048.

[2] 常春,孙永昌.2022版《全球哮喘管理和预防策略》更新解读[J].中国全科医学,2022,25(35):4355-4362.

[3] 胡艳,隋海晶,赵作涛,等.奥马珠单抗治疗阿司匹林加重性呼吸系统疾病3例并文献复习[J].中华结核和呼吸杂志,2022,45(12):1214-1220.

[4] 彭博,张小娟,姜骁桐,等.基层医疗卫生机构慢性阻塞性肺疾病基本药物与诊断设备可获得性调查研究[J].中国全科医学,2022,25(7):771-781.

[5] 吴晓丹,虞和忠.咳嗽变异性哮喘误诊临床分析38例[J].中国社区医师,2019,35(17):69+71.

[6] 胡冰.慢性阻塞性肺疾病和支气管哮喘诊治及社区慢病管理指导[J].中国防痨杂志,2024,46(05):604.

[7] 冯伟,陈史蓉,但淑杰.儿童慢性疾病社区管理的实践与探讨[J].基层医学论坛,2024,28(02):7-10.

[8] 王凌伟,张丹霞,汪艳.深圳社区健康服务机构支气管哮喘早筛和规范管理路径(试行版)[J].中国全科医学,2023,26(03):262-267.

[9] 张杨.医院-社区-家庭网络化管理模式对老年哮喘患者不良情绪及生活质量的影响[J].护理实践与研究,2021,18(12):1812-1816.

[10] 张艳,陈安玲,刘侠君.基于"互联网+三元联动"服务模式在儿童哮喘管理中的应用[J].中国卫生标准管理,2023,14(11):21-25.

［11］杨德慧,吴英会,何忠,等.基于互联网技术社区健康管理对儿童哮喘患者肺功能和自我效能的影响研究［J］.基层医学论坛,2021,25(22):3117-3119.

［12］廖惠玲,周海燕,黄园园,等.互联网技术在儿童哮喘慢病健康管理中的研究进展［J］.中国疗养医学,2021,30(09):927-929.

［13］王洋,房金静,李肖肖,等.互联网药学服务路径管理模式对哮喘-慢性阻塞性肺疾病重叠综合征患者服药依从性及疾病控制情况的影响［J］.中国药业,2024,33(15):8-11.

7

第七部分

重度哮喘医疗保障

一、我国重度哮喘的医疗保障现状

根据全球哮喘防治倡议（GINA）对重度哮喘的界定，吸入皮质激素（ICS）被认为是重度哮喘患者治疗的基石[1]。然而，即使在规范使用 ICS 联合长效 β_2 受体激动剂（LABA）的情况下，仍有超过 70% 的重度哮喘患者未能实现有效控制[2]。这一现状促使新型治疗技术的出现，特别是生物靶向药物，成为重度哮喘治疗的新趋势[3]。这些生物靶向药物能够显著改善重度哮喘患者的急性发作症状和肺功能，同时有效降低急性加重和住院风险，为患者提供了更为有效的治疗选择，进一步提升了生活质量。

根据《国家基本医疗保险、工伤保险和生育保险药品目录（2024年）》，可用于哮喘治疗的药物主要包括 ICS（如氟替卡松、布地奈德、倍氯米松等）、LABA（如沙美特罗、福莫特罗等）、短效 β_2 受体激动剂（SABA）（如沙丁胺醇、特布他林等）、二联复方制剂布地奈德福莫特罗、沙美特罗替卡松、倍氯米松福莫特罗、茚达特罗莫米松等，三联复方制剂茚达格莫吸入粉雾剂，以及单克隆抗体注射用奥马珠单抗、奥马珠单抗注射液、注射用奥马珠单抗 α 和美泊利珠单抗注射液。上述药物中，大部分非生物制剂准入时间比较早。茚达格莫吸入粉雾剂于 2022 年纳入协议期内国家医保谈判药品目录（简称"国谈药"），注射用奥马珠单抗 α、奥马珠单抗注射液于 2023 年纳入国谈药目录，美泊利珠单抗注射液（成人和 12 岁及以上青少年重度嗜酸性粒细胞性哮喘维持治疗适应证）于 2024 年纳入国谈药目录，在协议期到期后一般需要通过续约形式继续纳入国谈药目录。这些药物为哮喘患者提供了多种治疗选择，有助于优化其管理。

从门诊慢特病保障看，支气管哮喘作为大类被纳入管理的病种范围，但受不同类型医疗保险的支付政策差异影响，带来不公平问题。一方面,职工保险和居民保险在起付线和支付限额上存在较大差异,通常职工保险的限额高于居民保险。这种差异导致患者在获取医疗服务时面临不平等的经济负担。此外,不同地区在同一保险类别下,支付限额和报销比例也存在差异。这种地区间的不平等进一步加剧了患者的经济压力,尤其是在一些医疗资源相对匮乏的地区,患者可能难以获得必要的治疗,影响了其疾病管理和生活质量。为了解决这一问题,一些省份实施了对价格较高的国家谈判药品的单独支付政策。例如,广东省医保局在 2023 年对 403 种药品实行单独支付,其中包括注射用奥马珠单抗和美泊利珠单抗注射液。根据这一政策,参保患者在定点医疗机构普通门诊就医时,发生的单独支付药品费用将由医保基金直接支付,且不设起付线,不纳入门诊统筹的按人头包干额度,也不单独设立最高支付限额。这意味着这些药品的费用将直接计入医保基金的年度最高支付限额,极大地减轻了患者的经济负担,提升了药物的可及性,确保患者能够获得必要的治疗。

从商业健康保险保障看,一些商业重疾险的疾病目录纳入了严重哮喘。例如,某商业保险要求严重哮喘患者必须在过去两年内因哮喘持续状态住院治疗,并提供完整的住院记录;因慢性过度换气导致胸廓畸形;在家中需使用医生处方的氧气治疗;以及持续日常服用口服类固醇激素至少 6 个月。此外,被保险人在申请理赔时必须年满 25 周岁之前。可以看出商业健康保险对严重哮喘进行了严格界定,可能使一些患者因无法满足这些要求而无法获得必要的经济支持。

从地区推出的定制型普惠补充医疗保险看,深圳惠民保、广州穗岁康等将国谈药(含协议期内谈判药品)纳入了保障范畴,实行不同比例和支付限额的保障措施。部分地市的惠民保,如北京普惠保、海南惠琼保等纳入了特定既往症人群给付范围,但重度哮喘并未在既往特定症范围内,治疗重度哮喘的药物(包括生物制剂)也未纳入高额特效药、靶向药保障范围(表 7-1)。

表 7-1　部分地市重度哮喘普惠补充医疗保险支付情况

保险名称	支付范围	支付比例	支付限额
深圳惠民保	本市定点医疗机构及市外定点医疗机构住院和进行门诊特定病种治疗发生的基本医疗费用(包含单独支付的国谈药品费用以及在符合规定的本市双通道药店发生的上述医疗费用)	个人负担费用年度累计 1.5 万元以上部分,支付 80%	年支付限额 120 万元
广州穗岁康	协议期内谈判药品、符合指定适应证范围的创新药品;其他合规药品	创新药品 60%;其他合规药品 50%	协议期内谈判药品、符合指定适应证范围的创新药品免赔额 1.6 万,其他合规药品免赔额 4.5 万

二、我国重度哮喘医疗保障存在的问题

(一)重度哮喘的医疗负担较高,家庭、社会的医疗保障筹资承受较大的压力

虽然重度哮喘患者所占比例不高,但其产生的医疗费用占哮喘疾病治疗费用的四分之一,且以住院费用为主,这可能与重度哮喘急性发作、药物剂量累积的不良风险有关。重度哮喘患者长期高剂量使用 ICS/LABA 可增加不良反应发生风险,加用糖皮质激素也随着

累积剂量而导致不良反应发生风险增加,加之许多重度哮喘频繁急性发作导致肺功能损害,从而导致住院次数及住院费用的增加,这部分费用主要由基本医疗保险和医疗救助等政府方案承担。

此外,重度哮喘所导致的间接负担也不容忽视,工作能力丧失、焦虑抑郁、智力低下、过度换气综合征、早死等的发生率均较高,部分重度哮喘患者可能出现伤害性自杀事件,这些生理心理因素都严重影响了患者及其家庭成员的身心健康和生活质量,恶性循环也加剧了重度哮喘的疾病负担。

(二)重度哮喘治疗的医疗保障能力有限,未能有效适应重度哮喘患者的治疗需求

现阶段重度哮喘患者即便在规范化使用 ICS+LABA 的情况下,仍有 74.5% 的重度哮喘患者未达到哮喘控制;且随着 ICS 剂量升高,不良反应风险增加但疗效改善较少;长期使用糖皮质激素患者哮喘急性加重、急诊就诊和住院率均较不使用或短期使用者高。对于常规药物未能有效控制的患者,《中国支气管哮喘防治指南(2020 年版)》修订了以往控制药物推荐顺序,Step 5 中首选推荐根据临床表型附加生物制剂治疗,次选高剂量 ICS+LABA 附加其他药物。2022 年 GINA 指南推荐重度哮喘患者可使用 ICS+LABA 联合合适的生物制剂治疗[4]。截至 2024 年 8 月,纳入我国基本医保目录的用于治疗哮喘的生物靶向制剂注射用奥马珠单抗、奥马珠单抗注射液和注射用奥马珠单抗 α 均靶向 IgE,而针对不同通路或靶点的其他生物制剂,如抗靶向 IL-5 受体(IL-5R)本瑞利珠单抗、抗 IL-4R/IL-13 等生物制剂尚未纳入医保谈判协议期药品目录。

在医疗保险支付上,国家基本医疗保险门诊慢特病实行支付限额管理,远无法涵盖重度哮喘患者的自付治疗费用。同时,商业医疗保险对重度哮喘患者等带病体的参保覆盖范围有限,尤其是对高龄

人群等非标体参保是排斥的,虽商业重疾险涵盖了严重哮喘这一病种,但其高额的保额和严格的年龄条件并不适用于大多数患者,导致许多重度哮喘患者即便参保,可能也得不到商业健康保险的赔付。作为补充医疗保险的惠民保,只有部分地市将重度哮喘的用药纳入了医疗保障范畴,而其他省市的患者仍然面临着较高的自付医疗费用负担。

(三) 重度哮喘的新型治疗技术缺乏经济学研究,一定程度上制约了这些技术的医疗保障准入

生物靶向制剂相较于一般常规治疗(如二联、三联等),费用相对高昂,面对较大的重度哮喘人群基数,广泛使用会明显加重医保基金支付负担,在医保基金保障能力有限的前提下,亟须明确生物靶向制剂是否具有经济学优势,而目前只有相应文献对奥马珠单抗进行了成本效用研究,其他生物制剂、生物制剂之间及生物制剂与常规药物间尚未开展经济学评价[5]。这些生物制剂的卫生技术评估需依托于患者临床数据,在部分生物制剂还未进入中国市场前,获取中国人群数据成为制约开展卫生技术评估的瓶颈。此外,缺乏有效参照药物也限制了生物靶向制剂的卫生技术评估。参照药品通常在相同或类似治疗领域或作用机制的药品中进行选择,往往以"药品价格低"作为主要考量因素。然而,由于在相同或类似治疗领域或作用机制下,不同药品的适用人群可能存在显著差异,因此单纯以价格作为依据可能导致不当选择。此外,缺乏足够的头对头比较数据,真实世界数据应用不广泛、数据质量和可获得性差等,有时难以真正反映药品的实际临床价值和疗效。在缺乏真实世界数据和有效参照药物的限制下,常规卫生技术评估方法无法准确有效评价生物靶向制剂的临床价值与成本效果比。

根据国家医疗保障局《进一步做好医疗服务价格管理工作的通

知》,部分地区(如河南)对临床使用近十年的支气管哮喘热成形术设定了医疗服务价格和医保支付比例,但许多地区尚未设定收费价格,有些地区即使进行了价格申报,也因一些额外要求而提高了价格审批的门槛。

三、国外重度哮喘的医疗保障

(一)英国

英国实行国家预算型医疗保险制度(national health service,NHS)。为提高初级卫生保健质量,采取按绩效支付方式来监督和评价卫生服务提供者的绩效。全科诊所的收入分为人头费收入、绩效收入和其他补助收入三部分。其中,绩效收入按照《质量和结果框架》(quality and outcome framework,QOF)考核结果付费,约占全科诊所收入的20%[6]。在每个财政年度结束时,全科诊所可根据获得的QOF分值来取得相应的绩效报酬[7]。NHS按照年度资金预算情况,设定每分值对应的金额。根据《质量和结果框架指南2024/2025》[8],临床评价部分(共401分)中哮喘疾病的QOF评价维度包括患者记录、初始诊断和过程管理三个一级指标,共25分。

1. 患者记录旨在评估医疗机构建立并维护哮喘患者登记册,该登记册包括6岁及6岁以上的哮喘患者,但不包括在过去12个月内未开具任何哮喘相关药物的患者。分值4分。

2. 初始诊断包括两个指标,在2023年4月1日或之后被诊断为哮喘的患者中,满足以下条件的患者比例:一是在诊断前3个月或诊断后6个月内,有经过质量保证的肺活量测定记录和另一项客观检测(如FeNO、支气管扩张剂可逆性测试或峰流速变异性检测);二是如果在过去12个月内新注册并在2023年4月1日或之后记录了哮喘诊断,但在注册时没有进行客观测试记录,则在注册后的 6 个月内需记录经过质量保证的肺活量测定和另一项客观检测(如 FeNO、支气管扩张剂可逆性测试或峰流速变异性检测)。该指标总分值 15 分,阈值要在 45%~80% 之间才可获得相应分值。

3. 过程管理包括两个指标,一是登记在册的哮喘患者在过去 12 个月内进行过哮喘评估的患者比例,包括使用有效的哮喘控制问卷评估哮喘控制、加重次数的记录、评估吸入器技术和书面个性化实施计划,该指标分值 20 分,阈值要在 45%~70% 之间才可获得相应分值;二是登记在册的 19 岁或以下哮喘患者过去 12 个月内有个人吸烟状况或接触二手烟情况的患者比例,此指标值 6 分,阈值要在 45%~80% 之间才可获得相应分值。

根据 QOF 得分支付绩效。全科医生每获 1 分就会有 145 美元的奖励,每人每年最多可以拿到约 15 万美元。由于对所获分值的奖励要根据全科医生服务的人口规模进行调整,而且不可能有人获得满分,所以每位全科医生每年平均可得到 47 500 美元的绩效奖励。需要强调的是,全科医师要获得分值必须满足上述指标阈值的最低标准,只有将指标控制在规定的标准内,才可获得分值,控制的比例越大,获得的分数也就越多,但超过阈值上限后就不会有额外的奖励分值。

(二) 美国

为提高老年人和残疾人的药物可及性,减少因药物费用带来的经济负担,美国在 Medicare 基础上实施了 Part D 处方药计划(Part D Prescription Drug Plans)[9]。该计划由联邦和州政府与私人保险公司共同管理,参保人可以自愿选择适合自己的门诊处方药报销计划。对于重度哮喘患者,该计划覆盖奥马珠单抗、度普利尤单抗、本瑞利珠单抗和美泊利珠单抗等多种药物。

　　Part D 处方药计划采用"甜甜圈洞"（Donut Hole）的药品报销模式，即存在保险的覆盖缺口。处方药计划包括起付线阶段、初始覆盖阶段、"洞穴期"或缺口覆盖阶段、灾难性覆盖阶段四个阶段。2024年处方药计划规定，在药品花费达到起付线后（最高 545 美元），进入初始覆盖阶段，大多数保险计划初始覆盖期在累计总药品费用达到5 030 美元后结束，并进入缺口覆盖阶段。在缺口覆盖阶段，患者需要支付 25% 的药费。当自付药费达到 8 000 美元后，将进入灾难性覆盖阶段，在这一阶段只需支付极少的共付款或固定金额，其余费用由保险公司承担。不同私人保险公司的处方药计划参保人支付的保险金、起付线和自付比例会有不同。2025 年 1 月开始，所有 Medicare处方药计划参保人的处方药自付费用上限降至 2 000 美元[10]。

（三）澳大利亚

　　澳大利亚实行药品福利计划（Pharmaceutical Benefits Scheme，PBS），通过补贴药品费用，帮助患者以价格获取所需药物。普通患者每次购药需要支付 31.6 澳元，优惠卡持有者需要支付 7.7 澳元，其余费用由政府补贴[11]部分符合条件的原住民和托雷斯海峡岛民可享受更低的共付额或免除费用。此外，PBS 设有"安全网"机制，当患者或其家庭在一个日历年内的共付额累计达到一定金额后，后续药物可免费或以低价获得。2024 年门槛为优惠卡持有者 277.2 澳元，普通患者为 1 647.9 澳元。

　　为缓解长期用药造成的生活负担，2024 年 9 月 1 日起，继高血压和 2 型糖尿病后，澳大利亚政府首次将某些哮喘药物（如阿地溴铵、福莫特罗、布地奈德、丙酸氟替卡松、沙美特罗、糠酸莫米松等）引入 60 天处方政策[12]。60 天处方政策允许患者在一张处方上获得药量从 30 天延长至 60 天，这可以帮助哮喘患者药品费用减少一半，并减少去全科医生和药房的次数，节省时间和金钱。对于哮喘患者来说,普通哮喘患者 60 天哮喘用药最多花费 31.6 澳元,全年最多花费 189.6 澳元。对于已纳入 PBS 的生物制剂,如奥马珠单抗、美泊利珠单抗、本瑞利珠单抗和度普利尤单抗,则按照 PBS"共付额"和"安全网"机制支付药费。

(四) 保加利亚

保加利亚严格按照 GINA 的建议分步骤开展重度哮喘患者的生物制剂治疗[13]。通过全面评估病情和分类管理,确定患者的严重程度和控制水平。根据个体情况,选择合适的生物制剂,并灵活调整用药方案。同时,定期监测患者的治疗效果和副作用,及时优化治疗。保加利亚国家医疗保险基金会制定了使用生物制剂治疗严重哮喘的清单,并列出了 10 项标准。严重哮喘患者使用奥马珠单抗需要满足:特定的血清 IgE、高水平的血清总 IgE、频繁严重的发作、前一年住院、用力呼气量(FEV)低于 60%、哮喘控制测试(ACT)结果低于 20、过去 6 个月急诊服务、每天正使用高剂量的 ICS。如果患者符合上述标准,则可以开始使用奥马珠单抗治疗。第一个疗程在 16 周内,在评估治疗效果后,可以延长治疗至 24 周。严重哮喘患者使用美泊利珠单抗和本瑞利珠单抗需满足:周围嗜酸性粒细胞大于或等于 300/μl、FEV 低于 60%、过去 12 个月由于病情恶化给予两个及以上全身糖皮质激素治疗,哮喘控制测试(ACT)结果低于 20、过去 6 个月内住院或需要急诊服务。如符合标准,则纳入治疗 6 个月,评估疗效后可延长疗程。排除标准包括妊娠和母乳喂养、年龄限制、奥马珠单抗治疗 16 周后缺乏疗效、吸烟、系统性自身免疫性疾病、肝肾功能受损。按照医疗保险报销政策,使用奥马珠单抗、美泊利珠单抗和本瑞利珠单抗治疗费用均可享有 75% 的报销比。

从研究结果看,相对于使用常规药物的哮喘患者,使用美泊利珠单抗等生物制剂的重度哮喘患者的医疗负担更重,保加利亚国家医疗保险费用也因此逐年递增。

四、我国重度哮喘的医疗保障优化策略

(一)优化重度哮喘创新生物制剂准入规则,充分发挥基本医保对重度哮喘患者的保障作用

1. 参照药的选择

既往医保参照药品的选择,以"药品性价比""价低"作为主要考量因素,并综合考虑相同或类似的治疗领域和作用机制药品。鉴于重度哮喘不同表型的临床症状、治疗手段或用药选择不尽相同,不同生物制剂间、生物制剂与标准治疗之间存在价格水平差异,哮喘表型可作为识别哮喘患者群体的一种方式,为患者提供更为个体化更精准的治疗与管理。针对重度哮喘创新生物制剂的医保准入,建议参照药优先选择:相同重度哮喘表型适应证的临床标准治疗方案(指南推荐、临床主流等)、作用机制相同或相近、生命周期接近的药品、疗效和安全性、经济性等。"药品价格"可以在满足以上考量因素后,酌情考虑。

2. 生物制剂用法用量评估

部分重度哮喘领域的生物制剂的用法用量往往因患者情况、不同给药阶段而异,如根据患者的体重和疾病严重程度给予不同的给药剂量、起始期和维持期的给药频次不同。在专家评审环节和测算环节,评估药品和参照药的用法用量时,①有关体重:过往医保评审常采用60kg作为患者平均体重以计算,建议应考虑疾病及患者人群的特异性,采用真实世界数据研究/临床试验中的患者特征作为评审、测算的数据来源;②有关起始/维持期用量:考虑到重度哮喘为慢

性疾病,需要长期用药,建议药品起始和维持期的平均用法用量更应该被采用。

此外,重度哮喘的生物制剂在起始治疗的评估和维持治疗的评估有所不同,具体体现于评估标准、评估周期、治疗用量的不同。医保审核按照重度哮喘生物制剂起始治疗和维持治疗给予具体的审核标准,以利于重症哮喘规范化治疗和评估。

(二)加强重度哮喘用药真实世界研究和综合评价研究,为准入提供循证证据

加强重度哮喘药品的再评价和不良反应监测;开展循证医学研究证明不同药物的优效性;探索重度哮喘真实世界数据搜集的科学方法,持续强化重度哮喘药品尤其是生物靶向制剂的药物经济学研究和普及,为选择医疗必需、安全、有效、价格合理的药物进入基本医疗保险目录提供依据。此外,开展重度哮喘新型治疗技术的卫生技术评估,建立技术评估指南规范和人力资源,对其并发症、适用人群、有效性和安全性进行验证。

(三)开发特定精准商业医疗健康理赔产品,充分发挥商业医疗保险对重度哮喘创新生物制剂的补充保障作用

《"十四五"国民健康规划》明确指出,鼓励围绕特需医疗、前沿医疗技术、创新药及疾病风险评估等服务,增加新型健康保险产品供给,拓展保险范围。商业保险公司可与各地医保局合作开发针对重度哮喘患者的专属普惠保险产品,利用当地疾病患病率、发病率、保险缴纳者支付能力和意向、医疗费用水平等数据,合理设计重度哮喘的保费、保额、支付方式;与医保有关部门协商建立盈亏分担机制,对保险费率实施动态调整。同时,借助政策支持和激励,将临床疗效好、创新价值高的重度哮喘生物制剂纳入当地惠民保"特药目录",

实现用药报销。

（四）调整重度哮喘药品门诊支付方式，优化医疗保障措施

鼓励有条件的统筹地区将重度哮喘单独列为门诊特殊慢性病，提高其医保用药的支付限额和报销比例，尤其对难治性重度哮喘可放宽支付条件。其次，借鉴部分地区"双通道"政策下药品单列支付的实践经验，探索对重度哮喘药品实行单列管理，不将其纳入医疗机构医保总额预算范围。此外，医疗机构应建立院内药品配备与医保药品目录调整联动机制，定点医疗机构对需长期用药的患者提供处方外配服务和院内快捷注射服务。

五、小　结

我国在重度哮喘医疗保障上存在医保准入药品有限、报销水平不高等问题，医疗负担高，家庭和社会医疗保障筹资承受较大的压力。未来，可从优化创新生物制剂准入规则、完善多层次医疗保障体系以及优化支付政策等方面，完善我国重度哮喘医疗保障策略，提升医疗保障水平，减轻家庭和社会的医疗负担，促进重度哮喘防治服务向更高质量发展。

参 考 文 献

［1］GLOBAL INITIATIVE FOR ASTHMA（GINA）.（2024）Global strategy for Asthma Management and Prevention,（2024 . uUpdated）May 2024. Available from：www.ginasthmar.org.

［2］ATHANAZIO R，CARVALHO-PINTO R，FERNANDES FL，et al. Can severe asthmatic patients achieve asthma control? A systematic approach in patients with difficult to control asthma followed in a specialized clinic [J]. BMC Pulm Med,2016,16(1):153.

［3］赵宁生.重症哮喘发病机制及靶向治疗的研究现状与进展[J].现代医学与健康研究电子杂志,2023,7(14):127-130.

［4］王导新,熊伟,王勤,等.《中国支气管哮喘防治指南(2020年版)》评述[J].西部医学,2022,34(01):1-4.

［5］熊朝刚,朱玉蓉,安梦娜,等.奥马珠单抗治疗重度过敏性哮喘的药物经济学评价[J].中国药房,2024,35(10):1232-1237.

［6］ROLAND M,GUTHRIE B,THOMÉ DC. Primary medical care in the United kingdom[J]. J Am Board Fam Med,2012,25 Suppl 1:S6-S11.

［7］李雪竹,匡莉,张慧.2021—2022年版英国质量与结果框架的设计及其对我国的启示[J].中国全科医学,2022,25(28):3466-3474.

［8］National Health Service.(2024). Quality and Outcomes Framework guidance for 2024/25[EB/OL]. https://www.england.nhs.uk/wp-content/uploads/2024/03/PRN01104-Quality-and-outcomes-framework-guidance-for-2024-25.pdf.

［9］MOCZYGEMBA LR. Medicare Part D:practical practice information for healthcare providers[J]. J Am Acad Nurse Pract,2006,18(10):457-462.

［10］U.S. Department of Health and Human Services(2025). "Inflation Reduction Act (IRA) Postcard Drug Law." U.S. Department of Health and Human Services. Accessed February 14,2025. https://www.hhs.gov/sites/default/files/ira-postcard-drug-law-chinese-simplified.pdf.

［11］Butler,M(2025). "Australians Benefit from New and Expanded Medicines on the PBS[EB/OL]." Australian Government Department of Health. Accessed February 14,2025. https://www.health.gov.au/ministers/the-hon-mark-butler-mp/media/australians-benefit-from-new-and-expanded-medicines-on-the-pbs.

［12］Asthma Australia. (2025). "60-day Prescribing[EB/OL]." Asthma Australia. Accessed February 14,2025. https://asthma.org.au/medicines-treatment/60-day-prescribing/.

［13］MILUSHEWA P,DONEVA M,PETROVA G. Availability and reimbursement of biological products for severe asthma in Bulgaria [J]. SAGE Open Medicine,2020,8:1-7.